I0040610

NOUVELLE THÉORIE

DE L'HABITUDE

ET DES SYMPATHIES,

8°

Tb 53

7

(6.)

www.ingramcontent.com/pod-product-compliance
Lightning Source LLC
Chambersburg PA
CBHW071211200326
41519CB00018B/5480

* 9 7 8 2 0 1 9 5 6 8 4 1 2 *

NOUVELLE THÉORIE

DE L'HABITUDE

ET DES SYMPATHIES;

Par H. DUTROCHET,

Docteur en médecine et médecin des armées.

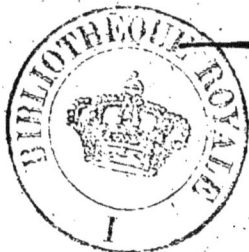

A PARIS,

Chez ALLUT, Imprimeur-Libraire, Propriétaire de la
nouvelle édition des OEuvres complètes de Tissot, rue de
l'Ecole de Médecine, n°. 6, vis-à-vis Saint-Côme.

1810.

AVANT-PROPOS.

L'ANALYSE, si avantageusement employée aujourd'hui dans l'étude des sciences naturelles, a déjà sans doute beaucoup éclairé la physiologie ; cependant il est encore plusieurs parties de cette science qui réclament le secours de cette méthode, qui est la source unique des véritables connaissances. Les phénomènes physiologiques que l'on désigne sous les noms d'*habitude* et de *sympathies*, sont du nombre de ceux qui n'ont point encore été soumis à une analyse exacte. L'examen analytique de ces phénomènes que je présente ici, est extrait d'un ouvrage plus considérable que je prépare, et dans lequel je me propose de montrer les nombreux avantages que la physiologie a le droit d'attendre de l'emploi de la méthode analytique.

C'est en élaguant, par une sage analyse, les faits accessoires que présentent les phénomènes qui sont évidemment du même genre ; c'est en ne considérant abstractivement que ce qu'ils ont tous de commun, que l'on peut parvenir à la connaissance de ces loix générales, de ces faits du premier ordre, desquels tous les autres ne sont que des conséquences : c'est ainsi que j'ai trouvé l'expression de la loi générale qui préside à tous les phénomènes de l'habitude. Une seule et même loi préside sans doute de même à l'exercice des sympathies ; mais l'observation n'a point encore fourni assez de matériaux à l'analyse, pour qu'il soit possible de remonter jusqu'à cette loi générale. Au reste , après avoir fait voir qu'il faut séparer des sympathies proprement dites certains phénomènes qui leur ont toujours été associés , je me contente de coordonner les phénomènes sympathiques, sans tenter de suppléer à ce que nous ignorons par des hypothèses même probables. Un des caractères de l'esprit véritablement philosophique , est de savoir ignorer; ceux-là seuls auxquels cet esprit est étranger, ont la prétention de tout expliquer.

NOUVELLE THÉORIE

DE L'HABITUDE

ET DES SYMPATHIES.

DE L'HABITUDE.

De l'Habitude en général.

On donne, en physiologie, le nom d'*habitudes*, à des phénomènes très-nombreux, qui tous dérivent de la fréquente répétition, soit des mêmes actions, soit de l'usage des mêmes excitans. Si, peu satisfaits du vague de cette définition, nous en cherchons une plus précise dans la considération abstraite de ce que tous ces phénomènes ont de commun, nous ne tardons pas à rencontrer des difficultés qui, au premier coup d'œil, paraissent insurmontables. En effet, l'analyse des phénomènes de l'habitude nous conduit à la connaissance de deux faits principaux, desquels dérivent tous les autres. Le premier est la diminution ou l'abolition de l'action d'un excitant, par l'effet de sa longue influence; le second est la facilité d'exécution des actes propres à l'économie vivante, par l'effet de leur fréquente répétition. Ces deux phénomènes, qui paraissent essentiellement différens, président à deux espèces différentes d'habitudes; l'une relative à la faculté de sentir, l'autre relative à la faculté d'agir. La même raison qui nous fait une loi de regarder ces deux facultés comme essentiellement différentes, nous impose celle de distinguer l'une de l'autre les habitudes qui leur sont relatives. Mais, de même qu'il est impossible que ces deux facultés existent l'une sans l'autre, les deux espèces d'habitudes sont inséparables : nos diverses actions ne s'exécutant que sous l'influence de divers excitans, et tous les excitans déterminant en nous l'exécution de certaines actions, il est clair que *l'habitude des excitans* ne peut être séparée de *l'habitude des actes*, que par une abstraction nécessaire pour faciliter l'étude des phénomènes qui dérivent de chacune d'elles. Toutefois ces deux espèces d'habitudes ont leurs domaines respectifs parfaitement distincts. S'il est quelques phénomènes qui semblent appartenir également à chacune d'elles, cette apparence disparaît devant le flambeau d'une analyse exacte. Par exemple, la fréquente répétition de plusieurs de nos actions produit deux habitudes différentes; si l'on ne considère que l'action en elle-même, on voit que l'habitude en facilite la répétition; ce phénomène appartient à l'habitude des actes : mais si l'on considère cette

action sous le seul point de vue de l'effet excitant
qui résulte de son exécution, on voit l'habitude
diminuer cet effet ; ceci appartient à l'habitude des
excitans. De même, certaines actions, ou modifications actives, étant produites en nous par l'influence des excitans, la facilité de leur reproduction appartient à l'habitude des actes.

Si ces deux espèces d'habitudes, que nous
sommes forcés de reconnaître, présentent des
différences essentielles, il est néanmoins plusieurs
points par lesquels elles se rapprochent. De même
que l'habitude d'un excitant nous ôte la conscience
de son action, l'habitude d'une action nous enlève
quelquefois la conscience de son exécution. Si
l'habitude commande le renouvellement de l'influence d'un excitant, elle ordonne aussi quelquefois la répétition de certaines actions ; enfin, dans
l'un comme dans l'autre cas, l'habitude est d'autant plus puissante, que son existence est plus an-
cienne. Cette influence de la durée sur la consis-
tance des modifications qui constituent l'habitude,
provient de ce que ces modifications deviennent
de plus en plus profondes, par l'influence toujours
continuée de la cause qui a déterminé leur existence. C'est pour cela que ces modifications tendent,
par leur durée, à devenir *constitutionnelles* ; elles
forment alors pour l'être vivant, une *seconde nature*, comme on le dit vulgairement.

Cette analogie, cette ressemblance dans les

effets généraux des deux espèces d'habitudes, est déjà suffisante pour nous faire présumer qu'elles ne sont que des modifications d'un seul fait du premier ordre, dont l'expression nous est inconnue. Une analyse soigneuse changera cette présomption en certitude, en nous dévoilant ce fait général, cette loi unique qui préside à tous les phénomènes de l'habitude sans exception.

SECTION PREMIÈRE.

De l'Habitude des Excitans.

La nature des phénomènes produits dans l'économie animale par la longue influence des mêmes excitans, varie suivant le degré de leur énergie; lorsque cette énergie n'excède pas certaines bornes, lorsque ces modifications que les excitans impriment à l'économie vivante ne sont point incompatibles avec le libre exercice des mouvemens vitaux, la modification paisible qu'éprouve l'économie reçoit le nom d'*habitude*; mais lorsque ces excitans durables sont doués d'une grande énergie, il ne s'établit plus dans l'économie vivante de modifications constantes, compagnes de la santé; on ne remarque plus alors que des modifications *morbides*. Les phénomènes produits dans ces deux circonstances ne sont point de la même nature; mais comme il n'existe point entre eux de limite bien tracée, comme il arrive quelquefois que la modification de l'économie qui constitue l'habitude est produite par ces mouvemens orageux que nous nommons *maladies*, il en résulte que le physiologiste ne peut, dans cette circonstance, se dispenser de faire quelques excursions sur le domaine de la pathologie.

Les mouvemens vitaux de chaque être vivant ont un type particulier et constant, duquel ils s'écartent instantanément par l'effet des excitans inaccoutumés; mais cette variation ne peut être durable : l'observation nous apprend que sous la continuation de l'influence d'une cause qui avait altéré le type naturel des mouvemens de la vie, ces mouvemens reprennent peu à peu leur type primitif, quoique la cause qui les avait altérés n'ait pas cessé d'agir. Or, si sous l'influence d'une cause qui n'a pas changé, l'effet produit dans l'économie vivante n'est plus le même, cela ne peut provenir que de ce qu'un changement quelconque est survenu dans celle-ci. L'économie vivante longuement influencée par le même excitant, a donc la faculté de se modifier de manière à rendre nul l'excès d'énergie de cet excitant. Elle se met avec lui dans une sorte d'*équilibre*, et c'est cet équilibre qui constitue l'habitude de l'excitant. L'excitant auquel l'économie vivante est habituée, n'a plus le pouvoir d'augmenter l'énergie du mouvement vital; mais il est devenu nécessaire à la conservation de son énergie naturelle. Si l'énergie de l'excitant habituel est diminuée, les mouvemens vitaux languissent : alors l'économie travaille à établir un nouvel *équilibre*, une nouvelle *habitude*. Les mouvemens vitaux reprennent peu à peu leur énergie naturelle, malgré l'absence, ou la diminution de la cause excitante qui était nécessaire pour l'entretenir ; de manière qu'il est vrai de dire, par rapport aux excitans, que perdre une habitude, n'est autre chose qu'en contracter une nouvelle.

La modification qui constitue l'habitude n'est point une modification passive, produite directement par l'excitant ; l'économie vivante est véritablement *active* dans sa production ; elle n'est point modifiée, elle se modifie. Cette propriété qu'ont les corps vivans de se modifier pour se mettre en équilibre avec les causes excitantes qui les environnent, est un des phénomènes les plus curieux de leur histoire. C'est en se changeant eux-mêmes, quand ils ne peuvent changer les causes qui les influencent, qu'ils parviennent à rendre nulle l'action de ces causes. Quelle que soit la manière dont elles sont appliquées à l'être vivant, soit qu'elles agissent sur sa surface extérieure, soit que leur action s'exerce sur les organes internes, les phénomènes de l'habitude qu'elles produisent sont toujours les mêmes. Que la température qui nous environne vienne à changer subitement : cette variation apporte d'abord en nous un certain trouble ; mais peu à peu l'habitude s'établit, et les mouvemens vitaux, d'abord altérés, reprennent peu à peu leur type primitif. Lorsque cette température environnante reste long-tems au même degré, sa continuation devient pour nous un besoin ; sa variation, surtout quand elle est considérable, se fait sentir d'une manière pénible, et quelquefois produit des effets funestes : aussi avons-nous soin de l'entretenir toujours à peu près au même degré, au moyen de vêtemens plus ou moins épais. En général, les excitans dont nous sommes environnés depuis très-long-tems ; ceux qui, par la durée de leur influence, ont modifié notre économie de manière à produire en elle une *seconde nature*, deviennent nécessaires à la conservation de la santé. C'est pour cela que nous ne pouvons quitter impunément notre climat natal, surtout dans un âge avancé ; et tel est, sous ce point de vue, l'empire de l'habitude, que certaines influences délétères dans l'état naturel, deviennent par l'habitude nécessaires au maintien de la santé. Sanctorius rapporte qu'un prisonnier qui était depuis un grand nombre d'années renfermé dans un cachot malsain, tomba malade quand il fut rendu à la liberté, et ne put recouvrer la santé qu'en retournant habiter ce cachot, à la température, à l'atmosphère duquel il était habitué. On a vu de même des individus voués depuis long-tems au service des malades dans les hôpitaux, ne pouvoir conserver leur santé que dans l'air fétide de ces asiles du malheur.

Les effets de l'habitude sont les mêmes par rapport aux excitans internes : les individus habitués à l'usage des liqueurs spiritueuses, du café, etc., n'éprouvent plus, de la part de ces substances, un effet excitant aussi énergique que celui qu'ils éprouvaient dans le principe ; ils ne peuvent en outre que difficilement en supporter la privation : la digestion ne peut s'opérer convenablement chez eux que sous l'influence de ces excitans habituels, elle languit en leur absence. Il en est de même de l'habitude du tabac ; elle diminue l'effet excitant que cette substance produisait sur la pituitaire, et rend sa privation pénible. C'est encore parce que les organes s'habituent aux excitans qu'on leur applique souvent, que certains médicamens cessent à la longue de produire l'effet qui leur est propre, à moins que le médecin n'ait soin d'en augmenter graduellement les doses.

L'économie vivante ne peut s'habituer à l'action des excitans, qu'autant que leur degré d'énergie est modéré, et que les modifications qu'ils occasionnent en elle ne sont point incompatibles avec le libre exercice des mouvemens vitaux ; lorsque ces excitans permanens sont doués d'une énergie trop grande, ils ne produisent plus d'habitude, comme nous l'avons dit plus haut ; ils n'occasion-

nent que des modifications morbides , qui peuvent
quelquefois se terminer en produisant l'habitude ,
mais qui, la plupart du tems, existent tant que dure
l'influence qui les a produites, et même quelquefois lui survivent long-tems. Nous pouvons citer
quelques exemples de la terminaison de ces affections morbides par la production de l'habitude.
Une sonde est-elle introduite à demeure dans la
vessie, elle occasionne une inflammation doulou-
reuse dans le canal qu'elle occupe, et une abondante sécrétion du mucus uréthral : peu à peu l'inflammation se dissipe, le mucus cesse de cou-
ler, et cette partie, dans le principe si fortement
excitée par la sonde, reprend son état naturel,
malgré la continuité de la présence de ce corps excitant : l'habitude a succédé à la modification mor-
bide.L'acclimatation, qui ne consiste que dans l'habitude des nouveaux excitans extérieurs, et surtout de la température du nouveau climat, nous
présente quelquefois un phénomène analogue.
Rarement cette habitude nouvelle s'établit paisi-
blement, surtout quand le climat dans lequel on
se trouve est très-différent de celui auquel on
était habitué ; très-souvent une maladie plus ou
moins grave est occasionnée par ce changement
de climat, et lorsqu'elle se termine heureuse-
ment, elle amène l'acclimatation.

On peut établir comme règle générale, (règle
qui souffre cependant une exception que nous ver-

rons dans la suite), que l'économie vivante ne
peut s'habituer à l'action des excitans, qu'autant
que leur variation n'est point à la fois trop rapide
et trop considérable. Si l'on parvient quelquefois à
s'habituer à des excitans très-énergiques, ce n'est
qu'en y procédant par gradations insensibles. C'est
ainsi que l'on parvient, par des gradations successives, à prendre des doses d'opium qui produiraient
indubitablement un effet délétère sur un individu
qui n'aurait pas été habitué peu à peu à l'usage de
ce médicament. C'est ainsi que Mithridate s'était
prémuni contre l'action des poisons.

Mais s'il est certains excitans énergiques auxquels on peut s'habituer par des gradations successives, il en est d'autres qui, même à petites doses,
sont doués d'une trop grande énergie pour que
l'économie vivante puisse s'habituer à leur action ;
la longueur ou la fréquence de leur influence ne produit que des modifications morbides. Ici nous remarquons un effet entièrement opposé à celui qui
est produit par la longue influence des excitans
faibles ou modérés ; dans ce dernier cas, l'économie
vivante ne peut plus être influencée par un excitant
plus faible que celui auquel elle est habituée : on
remarque le contraire dans la partie qui a été soumise pendant un certain tems à un excitant énergique ; l'excitant le plus faible produit souvent en
elle de très-grands effets. Il est facile d'en saisir la
cause. L'action prolongée, ou trop souvent répétée,

d'un

d'un excitant violent, occasionne dans la partie sur
laquelle il agit, la production de cet état dans lequel il y a augmentation de l'expansion active des
vaisseaux, et afflux des liquides, de cet état que
l'on a désigné sous les noms *d'irritation*, ou *d'inflammation*, état caractérisé spécialement par une
augmentation considérable de la sensibilité. Il n'est
donc point étonnant que, dans ce cas, les excitans
les plus faibles agissent avec énergie. Ainsi le
frottement le plus léger est insupportable sur une
partie enflammée par un frottement trop souvent
répété; une partie enflammée par l'action d'une
chaleur trop forte, est douloureusement affectée
par l'accession d'une chaleur même tempérée; l'estomac irrité par l'abus d'une substance trop fortement excitante, n'en peut plus supporter des
doses même légères. C'est par cette raison que la
femme dont parle Cullen, n'avait besoin que d'un
vingtième de grain d'émétique pour se faire vomir;
l'abus qu'elle avait fait de ce médicament, en ir-
ritant son estomac, en avait augmenté la sensibilité. On a cité ce fait comme contradictoire au fait
général, que *les médicamens habituels ne produisent plus leur effet, à moins que d'être em-
ployés à plus grandes doses*. Il est clair que cette
objection n'est fondée que sur l'abus qu'on a fait
du mot *habitude*; les uns donnant ce nom à l'effet
produit dans l'économie vivante par la *fréquente
réitération*, les autres l'appliquant à cette *fré-*

2

quente réitération elle-même : ainsi, quoique la femme dont parle Cullen eût l'*habitude* de prendre souvent l'émétique, elle n'était point *habituée* à son action, parce que l'économie vivante ne peut s'habituer à l'action des excitans trop énergiques.

De ce qu'un excitant qui agit depuis long-tems avec le même degré d'énergie ne produit aucun changement ultérieur dans la partie sur laquelle il exerce son influence, il s'ensuit naturellement qu'il ne doit plus produire de sensation ; car toute sensation est le résultat d'un changement d'état du système nerveux. L'habitude diminue donc la sensation, et finit par l'anéantir ; mais on aurait tort de dire qu'elle diminue toujours la sensibilité ; il est au contraire quelques circonstances où elle l'augmente. Voyez en effet cet homme plongé tout-a-coup dans un cachot obscur : pendant long-tems ses yeux ne distinguent rien, mais peu à peu la sensibilité de sa rétine augmente, et se proportionne à la petite quantité de lumière qui l'éclaire ; il parvient enfin à voir sans peine tous les objets dont il est environné. Ici l'habitude d'une faible lumière a augmenté la sensibilité de l'œil. Il en est de même de tous les autres sens : ils deviennent très-exquis par l'habitude des excitans faibles, comme ils deviennent très-obtus par l'habitude des excitans énergiques. C'est pour cela que l'homme qui veut conserver long-tems la délicatesse de ses sens, doit s'abstenir de faire un fré-

quent usage des excitans qui agissent sur eux d'une
manière trop violente. On sait que les sens se
blasent par le trop fréquent usage des plaisirs.

C'est de l'habitude que dérive le besoin continuel
que nous éprouvons de varier les causes de nos sensations. Nous ne vivons qu'autant que nous sen-
tons ; l'habitude, en diminuant la vivacité de nos
sensations, diminue par cela même notre existence.
Les jouissances qui ne varient point, deviennent
insipides par cela seul qu'elles sont habituelles;
et c'est pour cela que nous trouvons du plaisir dans
le changement, et que l'inconstance est pour
nous un besoin. Cette disposition est inhérente à
notre organisation. Pourquoi nous plaindrions-nous
de son existence ? Si d'un côté elle nous enlève
des jouissances, de l'autre elle nous épargne des
maux, puisque la même raison qui fait que nos
plaisirs ont un terme, fait aussi que nos souffrances
ne peuvent être éternelles.

Si, quittant l'examen des *excitans physiques* qui
nous procurent des souffrances ou des plaisirs,
nous jetons les yeux sur les *excitans moraux* qui
sont les sources de notre douleur ou de nos jouissances morales, nous voyons que les phénomènes
de l'habitude sont encore les mêmes. Les causes
morales qui occasionnent en nous des émotions
délicieuses ou pénibles, perdent en grande partie,
par l'habitude, le pouvoir de nous affecter. L'homme
habitué à ressentir souvent l'effet de ces causes,

n'éprouve point de leur part des émotions aussi profondes que celui dont le cœur a toujours été tranquille. L'infortune est bien moins pénible pour l'homme qui est habitué depuis long-tems aux coups du sort, que pour celui dont aucun malheur n'a encore troublé la vie. On sait que la douleur morale n'est point éternelle ; elle s'*use* par la seule continuité de son existence. Les premières impressions de l'amour sont aussi les plus vives ; l'habitude d'aimer conduit à l'indifférence. En général, toutes nos émotions sont plus ou moins variables ; aucune n'est stable ; et la maxime de la sagesse, qui nous enseigne qu'il faut se livrer rarement aux plaisirs pour les mieux goûter, est applicable aux jouissances morales comme aux plaisirs physiques. On se blase sur les jouissances purement intellectuelles comme sur les plaisirs des sens ; et de même que l'habitude des excitans énergiques rend *obtus* les organes sur lesquels ces excitans agissent, de même l'habitude de la *grossièreté* rend l'homme incapable de sentir et d'apprécier ces délicatesses de l'esprit et du sentiment, qui font le charme de l'homme bien élevé. Le moral de l'homme grossier, comme son physique, a besoin d'excitans énergiques pour éprouver des émotions. Comparez les peuples barbares avec ceux qui jouissent des bienfaits d'une civilisation avancée : vous jugerez de la différence de leur délicatesse, à la différence des spectacles où les uns et les autres

vont puiser les mêmes émotions. On trouvera sous
ce rapport autant de différence entre ces peuples,
qu'il y en a entre la représentation d'une tragédie
de Racine et un combat de taureaux.

Le besoin de conserver l'usage des excitans habituels se fait encore sentir au moral comme au
physique. La tristesse naît de la privation des excitans moraux, comme l'asthénie naît de la privation des excitans physiques auxquels on est habitué. Nous nous formons par l'habitude le besoin
de certaines occupations, de certaines manières de
vivre dont nous ne pouvons nous détacher sans
peine, surtout quand nous avons vieilli avec elles.
Qu'un changement de fortune, que de nouvelles circonstances placent l'homme, déjà avancé en âge,
dans une position différente de celle à laquelle il
était habitué depuis son enfance : transporté dans
un monde nouveau, il ne tarde point à regretter
le genre de vie auquel son organisation s'était fa-
çonnée par l'effet d'une longue habitude ; et l'on
a vu souvent des individus placés par la fortune
dans un rang fort élevé au-dessus de leur première condition, renoncer aux honneurs pour re-
tourner aux occupations obscures, qui leur étaient
devenues chères par l'effet de l'habitude, et non
par philosophie.

L'habitude des excitans n'appartient pas aux
seuls animaux ; quelques observations nous la font
découvrir aussi dans le règne végétal. On sait que

les plantes sont plus ou moins susceptibles
d'acclimatation. Une observation curieuse de
M. Desfontaines nous fournit un exemple encore
plus frappant de l'habitude végétale. Une sensitive,
(*mimosa pudica*. Lin.) que ce savant portait dans
sa voiture, excitée par les secousses qu'elle éprou-
vait, présenta, comme c'est l'ordinaire, le phénomène de la plicature des ses feuilles, lesquelles,
après un certain tems, retournèrent peu à peu à
leur position primitive, quoique la plante ne cessât
point d'éprouver les secousses qui avaient occasionné la production de ce phénomène ; elle s'était
habituée, c'est-à-dire modifiée de manière à rendre
nulle l'action de la cause qui d'abord l'excitait fortement.

En quoi consiste ce changement arrivé dans la
partie vivante habituée à l'influence d'un excitant ?
Nous l'ignorons entièrement. Nous nous bornons
ici à l'observation du phénomène ; la nature de
l'être vivant, ou de sa partie excitée, a changé ; et
ce changement, dont l'influence de l'excitant n'est
que la cause occasionnelle, s'oppose à ce que ce
même excitant produise de nouveau les effets qui
ui sont propres.

Si, dans le plus grand nombre des cas, les changemens apportés dans les parties vivantes par l'action prolongée des excitans ne peuvent être ap-
préciés, il en est quelques-uns où l'observation
nous les découvre ; c'est lorsque ces changemens

consistent dans des additions ou dans des soustrac-
tions de matière. Ces changemens sensibles, ces
modifications matérielles, ne s'observent qu'aux
surfaces qui sont susceptibles d'éprouver directement l'influence des excitans extérieurs; et leur
effet constant est de diminuer l'action de l'excitant qui est la cause de leur production. Nous en
citerons quelques exemples. Une partie est-elle
soumise à un frottement prolongé : la nature oppose à cet excitant mécanique un obstacle en
quelque sorte mécanique lui-même. L'épiderme
de cette partie prend plus d'épaisseur. Ainsi les
mains des hommes qui se livrent à des travaux
pénibles, se garnissent d'une espèce d'enveloppe
cornée, dont sont dépourvues les mains de ceux
qui ne s'occupent point de travaux manuels : l'épiderme de la plante des pieds prend, par l'exercice
fréquent de la marche, une épaisseur plus considérable : les membranes muqueuses perdent en
partie leur mollesse ordinaire, elles deviennent
calleuses, quand elles sont pendant long-tems en
contact avec des corps étrangers et durs. La membrane de l'urètre présente ce phénomène dans
ceux qui sont astreints depuis long-tems à faire
usage d'une sonde. La plupart des excitans qui
agissent sur la surface extérieure des animaux, et
notamment ceux dont ils sont constamment environnés, occasionnent aussi sur cette surface des
changemens propres à s'opposer à leur action.

Ainsi, les fourrures des animaux s'épaississent pendant le froid de l'hiver, et se dégarnissent pendant
les chaleurs de l'été. L'on ne voit point d'autre
cause de la production de ces deux phénomènes,
que l'existence des excitans, à la nature, à l'énergie desquels ces moyens de défense sont propor-
tionnés. Il est infiniment probable que la production de toutes les autres matières qui, en garnis-
sant la surface des animaux, les garantissent si
bien contre les inconvéniens des milieux qu'ils
habitent, est déterminée de même par les causes
excitantes dont elles tendent à émousser l'action;
favorisant, par ce mécanisme admirable, l'établissement de l'équilibre nécessaire pour le maintien
de la vie. Si le plumage des oiseaux sauvages, et
notamment celui des oiseaux aquatiques, est im-
prégné d'une huile qui le rend imperméable à l'eau,
si cette substance huileuse est moins abondante
chez les oiseaux qui vivent sous l'abri de nos toits,
que chez les oiseaux de même espèce qui sont
continuellement exposés aux injures des saisons,
n'est-il pas évident que cette différence ne provient que de la différence des excitans auxquels
les uns et les autres sont soumis ? Le philosophe
qui médite sur ces faits qui semblent si vulgaires,
ne peut se lasser d'admirer ces moyens divers, par
lesquels la nature vivante parvient à anéantir l'action des causes qui tendent à lui imprimer des modifications funestes ; il voit dériver d'une seule loi

générale, tous ces phénomènes que les partisans des causes finales n'hésitent point à attribuer à des actes particuliers de la volonté de l'Etre qui veille sans cesse à la conservation de l'univers.

SECTION II.

De l'Habitude des Actes.

C'est par une série non interrompue d'actions diverses dans leur nature, mais toutes dirigées vers le but unique de la conservation de la vie, que l'être vivant continue d'exister ; c'est par des actes qui lui sont propres, que l'homme compare ses sensations, juge et se détermine ; c'est par d'autres actes qui lui appartiennent également, qu'il se porte vers les objets propres à satisfaire ses besoins ou ses plaisirs, et qu'il s'éloigne de ceux qui lui sont nuisibles. Ses fonctions, plusieurs de ses maladies, ne se composent également que de certaines séries d'actions. Ainsi les mouvemens musculaires, l'exercice des facultés intellectuelles, les fonctions, certaines maladies, en un mot, toutes les actions que les êtres vivans exécutent spontanément, composent, par leur assemblage, ce que je comprends sous la dénomination générale d'*actes propres à l'économie vivante.*

La fréquente répétition de ces actes produit un effet unique et constamment le même dans toutes

les circonstances ; elle rend leur exécution plus facile. Or, si le même acte est devenu plus facile à
exécuter qu'il ne l'était auparavant, cela ne peut
provenir que de ce qu'il est survenu dans l'économie un changement quelconque, qui rend cette
exécution plus facile. Ce phénomène atteste l'existence d'obstacles qui ont disparu par l'effet de la
fréquente répétition des actes, à la facile exécution
desquels ils s'opposaient. Nous ignorons, dans la
plupart des circonstances, quelle est la nature de
ce changement qu'a éprouvé l'économie vivante ;
nous ne savons point s'il consiste dans l'élimina-
tion d'obstacles extérieurs à la partie agissante,
ou bien dans un perfectionnement de la partie agissante elle-même, qui est devenue plus apte à exécuter l'acte habituel. Cependant cette dernière opinion, qui est la plus probable, est démontrée dans
les circonstances où les obstacles à vaincre sont
extérieurs à l'économie, et lorsque les modifications qui rendent l'action de l'organe plus facile,
sont apercevables ; ce qui arrive quand elles consistent dans des additions de matière, ou dans
des changemens de forme. Ainsi, l'œil bien conformé auquel un verre concave est constamment
opposé, n'exerce d'abord ses fonctions qu'avec la
plus grande difficulté ; mais peu à peu il change
de forme, il devient *myope* ; et cette modification
véritablement active rend plus facile l'exercice de
ses fonctions, dans les nouvelles circonstances où
il se trouve placé. L'obstacle extérieur est toujours

le même, mais son effet est annullé par la modification de l'organe agissant : l'œil est habitué. Une
modification d'un autre genre, mais dont le résultat
est également la diminution de l'effet des obstacles
extérieurs, est également observée dans les organes
musculaires. Un muscle auquel une grande résis-
tance extérieure est souvent opposée, acquiert un
plus grand nombre de fibres ; il devient par conséquent plus fort : de sorte que l'obstacle, ou la ré-
sistance du dehors, n'ayant point varié, l'action de
l'organe est cependant devenue plus facile, en
vertu de la modification qui est survenue en lui ;
modification qui le rend plus apte à remplir ses
fonctions, dans les nouvelles circonstances où il
se trouve placé.

Les parties agissantes de l'économie vivante ont
donc la faculté de se modifier suivant les obstacles
qui sont opposés à leur action, et de manière à
diminuer, ou à annuller l'effet de ces obstacles. Or,
comme la nature n'a point deux manières d'agir
dans la production des phénomènes du même
genre, nous sommes fondés à admettre que la modification qu'éprouvent les parties agissantes de
l'économie vivante, par l'effet de la fréquence de
leurs actions, est, dans tous les cas, un perfectionnement de structure déterminé par les obstacles
mêmes, à la nature desquels il est approprié, et
dont par ce moyen il annulle l'empire. La perfection, telle que nous la considérons ici, ne doit

point être envisagée comme une chose absolue ;
elle est purement relative à l'accomplissement de
la fin à laquelle un organe est destiné. Ainsi l'œil
devenu myope par l'objection constante d'un
verre concave, est aussi parfait que l'œil naturellement conformé ; tous deux sont organisés de la
manière la plus parfaite pour exercer leurs fonctions dans les circonstances où ils se trouvent
placés.

La facilité d'exécution qui résulte toujours de la
fréquente répétition des actes propres à l'économie vivante, donne naissance, dans quelques circonstances, à une *disposition*, et même à une *tendance* à répéter les mêmes actions, et à les répéter
de la même manière qu'elles ont été exécutées antérieurement ; disposition ou tendance qui sont
d'autant plus fortes, qu'elles ont été plus souvent
favorisées. Il est facile de saisir l'enchaînement
de ces phénomènes, et de voir qu'ils se confondent
tous en un seul, *la facilité d'exécution*, qui s'augmente quelquefois à un tel point, par la fréquence
de la répétition de certains actes, que ceux-ci se
reproduisent sous l'influence de causes déterminantes très-légères, lesquelles bien souvent nous
échappent, ce qui nous fait croire qu'ils se reproduisent spontanément ; d'ailleurs, ce mot *tendance*
n'exprime point autre chose que l'existence d'une
direction spéciale, dont la cause déterminante ne
nous est point connue.

Cette disposition qu'a l'économie vivante à suivre les directions qui lui ont été antérieurement imprimées, cette tendance à la répétition, de laquelle résulte souvent la reproduction, en apparence spontanée, de certains phénomènes, est inhérente à l'organisation ; c'est par elle que les animaux sont portés à *s'imiter eux-mêmes*, c'est-à-dire à répéter ce qu'ils ont fait antérieurement, comme c'est aussi par elle qu'ils sont portés à *imiter leurs ancêtres*. L'habitude, surtout celle que nous étudions ici, n'est pas simplement *individuelle* ; des preuves nombreuses nous démontrent que dans certaines circonstances elle se transmet par génération, avec l'organisation et la vie. Les phénomènes de *l'habitude transmise* nous fourniront quelques lumières sur la nature de *l'instinct* ; ils fixeront notre attention lorsque nous aurons étudié ceux de l'habitude individuelle.

Facilité d'exécution, ou *tendance à la répétition*, tels sont, comme nous l'avons dit, les effets généraux de la fréquente répétition des mêmes actes. Mais ces dispositions produisent des effets aussi diversifiés que le sont les actes mêmes de l'économie vivante : par elles les mouvemens musculaires sont rendus plus faciles, comme les idées apprennent à s'ordonner plus facilement : ce sont elles qui président au retour régulier et périodique de quelques-unes de nos actions. C'est de la tendance à la répétition qu'il résulte encore que toutes les modifications de l'économie vivante qui ont été associées une ou plusieurs fois, contractent une *liaison d'habitude*, en vertu de laquelle elles tendent à exister simultanément de nouveau. Cette liaison d'habitude se remarque tantôt entre certains actes, tantôt entre ceux-ci et les sensations ou les autres circonstances qui les accompagnent, ou les déterminent. Nous aurons souvent occasion de remarquer que certains actes ne s'exécutent qu'à l'occasion de certaines sensations, sans qu'il y ait entre ces deux phénomènes d'autre liaison que celle de l'habitude, d'autre rapport que celui de la simultanéité antérieure d'existence. D'autres fois, ce sont ces actes eux-mêmes qui, associés par l'habitude, sont déterminés par elle à se succéder constamment dans un ordre déterminé. En général, quelle que soit la diversité des phénomènes que nous allons passer en revue, il sera facile de voir qu'ils dépendent tous d'une cause unique, de la facilité avec laquelle l'économie vivante reproduit ce qu'elle a exécuté antérieurement.

La nécessité d'apporter de l'ordre dans cette matière, nous détermine à étudier successivement et séparément les différens actes de l'économie vivante, sous le rapport de l'influence qu'ils sont susceptibles d'éprouver de la part de l'habitude.

§ Iᵉʳ. *Habitude des mouvemens musculaires.*

Tout le monde sait combien la fréquente répétition des mouvemens musculaires augmente la facilité de leur exécution ; cette vérité est si vulgaire, qu'à peine mérite-t-elle que le physiologiste s'arrête à la démontrer. C'est sur cette observation qu'est fondée cette branche de l'éducation qui consiste dans le perfectionnement de tous les exercices corporels auxquels l'homme peut se livrer, tels que les différens arts mécaniques ou libéraux. Comme tous ces exercices consistent dans la concomitance ou dans la succession, dans un ordre déterminé, de la contraction de divers muscles, leur fréquente répétition établit entre ces diverses actions particulières qui composent l'action générale, une liaison d'habitude, de laquelle il résulte que ces diverses actions particulières sont toujours déterminées à se succéder dans le même ordre, et avec d'autant plus de facilité, qu'elles ont été associées plus souvent. C'est ainsi qu'un danseur parvient, par l'habitude, à exécuter avec la plus grande facilité des *pas*, qui consistent dans la succession déterminée, ou dans la simultanéité de plusieurs mouvemens musculaires, dont il lui serait très-difficile d'intervertir l'ordre. Chacun de ces mouvemens est lié par l'habitude à celui qui le suit, ou qui l'accompagne. Dans d'autres circonstances, on remarque une semblable liaison d'habitude entre certains actes musculaires et certaines sensations. Il suffit souvent qu'une sensation ait été associée plusieurs fois à un acte musculaire, pour qu'il s'établisse entre ces deux phénomènes une liaison d'habitude, qui fait que lorsque la sensation se renouvelle, l'action qui lui est liée se répète sans que la volonté semble y participer. Nous en pouvons citer quelques exemples. Ce n'est que par l'effet d'une longue habitude que nous apprenons à conserver en marchant un parfait équilibre; c'est au moyen de ses chutes fréquentes que l'enfant parvient à connaître les mouvemens les plus propres à réparer le défaut d'équilibre, quand il est détruit. Il résulte de là une habitude par laquelle le sentiment de la chute est lié à l'exécution des mouvemens musculaires les plus propres à l'empêcher, ou à en prévenir les funestes effets. Ainsi nous jetons les bras en avant, dans une chute antérieure, sans aucun acte préalable du raisonnement : de même, quand notre centre de gravité est dévié subitement, nous réparons le défaut d'équilibre avec une promptitude extrême, et avec une justesse que le raisonnement s'efforcerait peut-être en vain de produire. Nous remarquons encore la même liaison d'habitude entre les sensations dont la conjonctive est le siége, et le mouvement d'occlusion des paupières. Qu'un corps étranger touche le globe de l'œil; que la simple menace d'un coup soit dirigée vers lui; à l'instant les paupières se ferment spontanément pour le protéger. Le mouvement continuel et successif d'occlusion et d'ouverture des paupières, est également déterminé

par

par le besoin de nettoyer et d'humecter uniformé-
ment la surface de l'œil. La volonté ne semble
point présider à l'exécution de ces diverses actions;
cependant il est bien certain qu'elles dérivent entièrement d'elle ; mais cette volonté est devenue,
pour ainsi dire, *habituelle* ; et, comme elle n'est
point le résultat d'un raisonnement, et que nul
travail intellectuel ne lui donne naissance, elle est
inaperçue. Cette habitude qui semble annuller
l'empire de la volonté, se remarque encore dans
quelques autres circonstances. Qui n'a pas souvent
observé ces gestes plus ou moins bizarres, et involontaires parce qu'ils sont habituels, que l'on désigne sous le nom de *tics* ? Qui n'a pas souvent
remarqué ces expressions quelquefois ridicules,
que quelques personnes répètent à chaque instant
et sans s'en apercevoir ? Il est quelques-uns de
ces *tics* qui ne se renouvellent qu'à l'occasion de
sensations déterminées. Ces observations, qui, au
premier coup d'œil, semblent peu intéressantes,
ne sont cependant point à négliger ; elles nous fourniront dans la suite quelques lumières sur la nature de plusieurs mouvemens involontaires exécutés par des muscles soumis à la volonté, et à
l'occasion de certaines sensations.

C'est parce que l'habitude augmente la facilité
des mouvemens musculaires, qu'elle augmente
leur force quand de grandes résistances leur sont
fréquemment opposées. Nous avons vu plus haut

3

que la modification qu'ils éprouvent alors consiste dans une augmentation de leur matière ; qu'ils deviennent à la fois plus volumineux et plus forts. C'est pour cela que les ouvrages pénibles augmentent la force musculaire, qui est diminuée au contraire par le défaut d'exercice. C'est pour cela que généralement le bras droit et la jambe du même côté ont une force supérieure à celle des membres du côté gauche. On sait que les muscles des jambes des danseurs et des sauteurs de profession, acquièrent un surcroît de développement. C'était surtout par la fréquente répétition des exercices gymnastiques, que les anciens athlètes parvenaient à acquérir ce développement considérable des organes musculaires, et cette force qui a rendu quelques-uns d'entre eux si célèbres. C'était en augmentant graduellement les résistances qu'ils avaient à vaincre, qu'ils augmentaient proportionnellement la force de leurs muscles. Ainsi Milon de Crotone, en s'exerçant à porter chaque jour un veau sur ses épaules, acquit, par une habitude graduée, la force suffisante pour le porter quand il fut devenu taureau.

§. II. *Habitude des facultés intellectuelles.*

Quelle que soit la nature de nos facultés intellectuelles, quelle que soit la manière dont elles sont mises en action, il est certain que le cerveau est

l'organe au moyen duquel ces facultés s'exercent.
Il est incontestable que certaines actions de ce viscère accompagnent nécessairement la production des idées. Le travail intellectuel se compose d'une série d'actions cérébrales, comme le
travail des bras se compose d'une série d'actions musculaires. (1) Ce n'est point ici le

---

(1) L'analogie qui existe entre l'habitude intellectuelle et
l'habitude musculaire, a été saisie par Mallebranche : « De
» même, dit-il, que nous acquérons une grande facilité de
» remuer les doigts de nos mains en toutes manières, et avec
» une très-grande vitesse, par le fréquent usage que nous en
» faisons en jouant des instrumens ; ainsi les parties de
» notre cerveau dont le mouvement est nécessaire pour ima-
» giner ce que nous voulons, acquièrent, par l'usage, une cer-
» taine facilité à se plier, qui fait que l'on imagine les choses
» que l'on veut avec beaucoup de facilité, de promptitude,
» et même de netteté. »

Recherche de la vérité, liv. 2, part. 2, chap. 1.

L'exemple de cet écrivain célèbre, dont les opinions ont
toujours eu pour base la plus saine morale, nous prouve que
l'on peut, sans mériter le reproche de matérialisme, reconnaître que les lois qui président à l'exercice des facultés morales de l'homme, sont les mêmes que celles qui président
à l'exercice de ses facultés physiques. Il est certain qu'en
vertu des liens étroits qui unissent l'âme à la matière, cet être
intellectuel est astreint à ne pouvoir agir sans la concomitance
de certaines actions purement organiques, dont les modifications, ou les aberrations, entraînent nécessairement les modifications ou les aberrations de l'intelligence. C'est pour cela

lieu de développer les preuves de cette asser-
tion ; nous en présenterons de suffisantes dans
cette circonstance , en démontrant que nos actes
intellectuels sont, comme les autres actes de l'é-
conomie vivante, sujets à l'influence de l'habitude.

Nos facultés intellectuelles sont susceptibles dé-
ducation : une expérience journalière nous le d'é-
montre. Cette faculté que nous avons de compa-
rer nos idées et d'en saisir les rapports, le jugement, se forme et se perfectionne par l'habitude ;
l'homme qui exerce beaucoup ses facultés intellectuelles, n'a-t-il pas sous leur rapport une immense supériorité sur celui qui les condamne à
une inaction presqu'absolue? Mais de toutes les facultés intellectuelles, celle dont la perfection dépend le plus de l'habitude, celle même qui n'est
autre chose que *l'habitude des idées*, est la *mémoire*. Si en effet nous parvenons à acquérir des
connaissances diverses ; si les faits de l'histoire, si
les principes des sciences sont *gravés* dans notre
mémoire, c'est que nous les avons fréquemment
passés en revue. La fréquence de la répétition de
ces idées a rendu leur reproduction plus facile. Il
est aisé, d'après cela, de voir que la mémoire ne

_____

que l'habitude, qui est un phénomène purement physique,
influe si puissamment sur le moral de l'homme.

consiste point, comme l'a dit Buffon, *dans la durée des ébranlemens du cerveau*, mais que cette
faculté n'est point différente de la faculté générale
qu'ont toutes les parties agissantes de l'économie
vivante, de reproduire avec facilité les actes qu'elles
ont souvent exécutés. Voyez l'homme qui veut apprendre de mémoire un discours suivi : il répète
un grand nombre de fois, et toujours dans le même
ordre, les diverses parties qui le composent; chaque
idée contracte une liaison d'habitude avec celle
qui la suit ; on sait qu'il suffit souvent de se rap-
peler le premier mot, ou la première phrase d'un
discours, pour répéter facilement tout le reste dont
on n'avait aucun souvenir auparavant. Cette liaison
d'habitude que nous observons ici entre des actes
cérébraux, se remarque aussi entre ces mêmes actes
et certaines sensations. C'est même sur cette liaison
d'habitude qu'est fondé tout le système des signes
conventionnels par lesquels nous exprimons nos
idées. Les divers signes du langage sont l'occasion
du renouvellement des idées qui y sont attachées,
par la seule raison que la sensation et l'idée sont
liées par l'habitude ; car il n'existe, la plupart du
tems, aucun rapport entre elles.

§. III. *Habitude des passions et de certaines di-*
rections ou tendances morales.

Il est certain que le développement de nos passions est, comme l'exercice de nos facultés intellectuelles, nécessairement accompagné de certaines
actions organiques; dès-lors le physiologiste a le
droit de les considérer sous ce point de vue purement physique, comme des actes propres à l'économie. Ces actes ne sont point du nombre de ceux dont
l'habitude puisse perfectionner l'exercice; ils possèdent, dès le principe, toute la perfection d'exécution qui leur est nécessaire. La nature a mis entre
nos passions et les causes propres à les faire naître,
des rapports immuables, puisqu'ils sont fondés sur
les sensations de bien ou de mal qu'éprouve notre
être. Cependant l'observation nous apprend qu'il
n'est point hors du pouvoir de l'habitude d'établir
ici des rapports nouveaux, et de lier le développement de certaines passions à des causes qui, par leur
nature, ne sont point propres à les exciter. Il n'est pas
très-rare de rencontrer des individus qui manifes-
tent une frayeur ridicule à la vue de certains objets qui ne sont nullement propres par eux-mêmes
à produire une semblable émotion. Cela ne provient que de la liaison d'habitude qui a été établie
entre cette passion et la sensation qui la produit,

dans un âge ou la raison ne jouissait point encore de tous ses droits. Les esprits les plus forts ne sont point à l'abri de ces terreurs pusillanimes dont une habitude anciennement contractée est la source; Hobbes convient qu'il ne marchait point dans les ténèbres sans éprouver une terreur secrète, et sans avoir peur des revenans, auxquels il ne croyait certainement pas. Les contes de sa nourrice l'avaient habitué à éprouver cette frayeur, de laquelle toute sa raison ne pouvait le garantir.

Si l'habitude ne peut rien ajouter à la perfection du développement des passions, elle peut tout quand il s'agit de les réprimer et de les vaincre. Le moyen de leur imposer un frein, est d'habituer l'homme à suivre certaines *directions morales* propres à les contrarier. C'est sur ce principe que reposent les bases de l'éducation morale, qui, comme toutes les autres branches de l'éducation, ne consiste que dans l'art de faire contracter des habitudes d'un certain genre. L'instituteur ne parvient à *imprimer* dans l'esprit de son élève certaines *tendances* morales, qu'en les lui *inculquant* un grand nombre de fois; il ne suffit point de lui exposer une fois les préceptes d'après lesquels il doit se conduire, il faut les lui répéter souvent, et mieux encore, lui faire pratiquer souvent ce qu'ils recommandent. C'est en l'habituant à ne régler ses actions que d'après ces préceptes, qu'il parvient à balancer, et même à surmonter l'insti-

gation des passions. Il est certain que l'habitude
nous rend plus facile la pratique de la vertu,
comme elle nous aplanit le chemin du crime. Ces
habitudes sont, comme toutes les autres, d'autant
plus difficiles à abandonner, qu'il y a plus long-tems
qu'elles existent. Ce n'est de même que par des
gradations successives qu'on parvient à les contracter (1). C'est encore par l'effet de la même habitude, que nous avons des préjugés d'autant plus
difficiles à déraciner, qu'ils sont plus anciens. Les
vieillards sont rarement partisans des idées nouvelles; ils tiennent, par une habitude invétérée, à
leurs préjugés comme à leurs usages; il serait également injuste de les blâmer sous ces deux rapports.
Cette considération de nos habitudes morales pourrait être beaucoup plus développée; nous nous bor-

---

(1) On ne sera pas fâché, je pense, de rencontrer ici les
beaux vers par lesquels un de nos plus grands poëtes a ex-
primé cette vérité :

Quelques crimes toujours précèdent les grands crimes;
Quiconque a pu franchir les bornes légitimes,
Peut violer enfin les droits les plus sacrés;
Ainsi que la vertu, le crime a ses degrés,
Et jamais on n'a vu la timide innocence
Passer subitement à l'extrême licence:
Un seul jour ne fait point d'un mortel vertueux
Un perfide assassin, un lâche incestueux.

RACINE, *tragédie de Phèdre.*

nons ici à la signaler ; elle doit enrichir la philosophie, en nous apprenant à ne voir dans les hommes
entêtés de leurs préjugés, que des individus chez
lesquels l'habitude a une grande ténacité.

§. IV. *Habitude de la succession des excitans.*

L'être vivant tend continuellement à se mettre
en équilibre avec les causes excitantes qui agissent
sur lui, ainsi que nous l'avons vu dans la section
précédente. Si ces causes viennent à varier subitement, l'économie vivante éprouve d'autant plus
de difficulté à se modifier, pour rétablir l'équilibre
rompu, que l'énergie de la cause excitante a éprouvé une variation plus grande ; un trouble plus ou
moins considérable, résulte ordinairement en elle
de ces variations rapides. L'acte par lequel l'économie vivante se met en équilibre avec les excitans
qui agissent sur elle, est un acte qui lui est propre,
et, comme tel, il doit être sujet à l'influence de l'habitude. L'expérience nous apprend en effet que cet
acte devient d'autant plus facile à exécuter, qu'il
a été répété plus souvent; de là vient que l'homme
habitué à l'intempérie des saisons, n'en est point
affecté comme le serait, en pareil cas, celui qui vit
entouré d'excitans toujours à peu près les mêmes.
C'est par l'effet de cette habitude que certains
peuples, tels que les Russes, peuvent impunément
se plonger dans l'eau froide, ou se rouler dans la

neige, en sortant de leurs bains de vapeurs, où la
chaleur est extrême; c'est par la même raison que
l'acclimatation est moins difficile quand elle a déjà
existé antérieurement; l'économie reprend avec
facilité la modification qu'elle a éprouvée autre-
fois. Il n'est pas jusqu'à l'intempérance qui ne de-
vienne moins dangereuse par l'effet de l'habitude;
c'est probablement d'après cette observation, que
quelques médecins de l'antiquité donnaient pour
conseil à l'homme qui jouit de la santé, de ne
point s'astreindre à un genre de vie trop réglé,
mais de se livrer parfois à quelques erreurs de ré-
gime. Il est donc certain que le meilleur moyen
de prévenir les funestes effets de la variation des
excitans, est de s'y habituer; cette vérité est encore démontrée par les pratiques de cette partie
de l'éducation que l'on pourrait appeller *hygié-
nique*, laquelle a pour but de fortifier la santé,
en la prémunissant par l'habitude contre la varia-
bilité des excitans extérieurs.

§. V. *Habitude des maladies.*

L'économie vivante n'est point agissante dans
toutes les maladies; il en est dans lesquelles elle
est purement passive. Ces dernières ne peuvent et
ne doivent point être considérées comme des actes
propres à l'économie, qualité qu'on ne peut refuser aux premières. Les maladies aiguës, par exem-

ple, qui se composent toutes d'une certaine série d'actions morbides, sont susceptibles d'être influencées par l'habitude. On a remarqué en effet que quelques-unes d'entre elles, après plusieurs réitérations, devenaient moins dangereuses, et parcouraient leurs périodes successives avec plus de facilité. Cette disposition à suivre les directions antérieurement imprimées, se remarque encore dans le cours habituel qu'affectent certains fluides surabondans, desquels il est utile à l'économie de se débarrasser, et qu'elle expulse par divers émonctoires, soit naturels soit artificiels. On sait que certains ulcères sont d'autant plus difficiles à guérir qu'ils sont plus anciens, et que souvent même il est prudent de les laisser subsister; on connaît le danger qu'il y a à supprimer les exutoires artificiels que l'on porte depuis long-tems, etc.

§. VI. *Habitudes de périodicité.*

La tendance à suivre les directions antérieurement imprimées, est encore la source de cette singulière disposition qu'a l'économie vivante à répéter certains actes à des intervalles de tems déterminés, et toujours les mêmes. Si plusieurs de ces actes sont assujettis à des retours périodiques, cela ne provient évidemment que de ce qu'il s'est établi une liaison d'habitude entre eux et les circonstances périodiques qui les déterminent, ou les accompagnent. Il arrive cependant quelquefois que ces actes se reproduisent périodiquement, malgré l'absence des causes déterminantes ordinaires, de sorte qu'ils semblent ne se répéter que par la seule raison qu'ils s'étaient antérieurement réitérés plusieurs fois après des intervalles de tems semblables. Mais nous avons dit plus haut ce qu'il fallait penser de cette spontanéité apparente.

Il résulte de cette disposition, que les êtres vivans doivent être puissamment influencés par la périodicité du retour des causes extérieures qui les environnent, et surtout par celles dont la réitération est la plus fréquente.

La période la plus courte, et par conséquent celle qui se renouvelle le plus souvent, est celle qui est déterminée par la révolution diurne de la terre. Aussi cette période est-elle celle qui assujettit le plus à son empire la totalité des êtres vivans. L'absence du soleil amène le tems le plus propre au sommeil, son retour provoque le réveil; aussi les animaux suivent-ils, dans l'exercice de cette fonction, la périodicité du jour; et le sommeil, outre qu'il est pour eux un besoin physique, devient une habitude périodique, en vertu de laquelle il arrive et cesse constamment aux mêmes heures; comme il est facile de le remarquer dans les hommes qui sont accoutumés à se coucher et à se lever à des heures fixes.

Ce que nous venons de dire du sommeil, peut s'appliquer également à toutes les autres actions, qui suivent, dans leur réitération, des époques fixes de la révolution du jour. L'habitude de prendre des repas à une heure déterminée, fait que l'appétit revient constamment à cette même heure ; il n'est pas jusqu'aux excrétions naturelles dont la réitération ne soit sujette à devenir périodique. Ainsi la vie de l'homme se partage en périodes de vingt-quatre heures, qui sont toutes à peu près semblables; de là naît une habitude de périodicité, qui s'identifie, pour ainsi dire, avec sa constitution. De là la périodicité de certaines affections, dont le retour coïncide exactement avec les révolutions diurnes de la terre : tels sont, entre autres, les accès de fièvres intermittentes, qui interceptent entre leurs retours réguliers, depuis une jusqu'à trois périodes diurnes. Il serait difficile de deviner pourquoi ils n'en interceptent point ordinairement davantage.

L'habitude de la période diurne se remarque aussi dans le règne végétal. On connaît les phénomènes que Linnée a désignés sous les noms de *sommeil* et de *réveil des plantes ;* la présence ou l'absence de la lumière paraissent être les seules causes de la production de ces phénomènes. M. Decandolle a essayé d'intervertir l'ordre dans lequel ils arrivent, en plaçant, pendant le jour, les plantes qu'il avait intention d'observer, dans un lieu très-obscur, et en les environnant, pendant la nuit, d'une lumière suffisante. Une espèce de sensitive (*mimosa leucocephala*), et quelques autres plantes, mises à cette épreuve, n'en continuèrent pas moins de présenter constamment les phénomènes du *sommeil* et du *réveil* aux heures accoutumées. Cependant le même naturaliste parvint à intervertir dans la sensitive (*mimosa pudica*), l'ordre de la production de ces phénomènes, relativement au jour et à la nuit.

La seconde révolution planétaire qui devient, pour les êtres vivans, une période habituelle, est la révolution annuelle de la terre. Le cercle des saisons, en les environnant de circonstances différentes, détermine chez eux des modifications différentes à chaque époque ; et comme le retour de ces époques est constant et régulier, il s'ensuit que les êtres vivans s'habituent à leur retour et à leur ordre de succession. Cette habitude est moins forte que la précédente, parce qu'elle ne se renouvelle point, à beaucoup près, aussi souvent ; c'est d'elle que résulte le retour périodique annuel de certaines affections.

On doit encore rapporter à l'habitude de périodicité le phénomène suivant. Lorsque l'avortement a eu lieu à une époque quelconque de la grossesse, la femme qui a éprouvé cet accident, conserve une disposition à l'éprouver à la même époque dans les grossesses suivantes ; et fréquemment il arrive alors sans cause occasionnelle extérieure, et par la seule raison qu'il a eu lieu antécédemment à la même époque. Ce phénomène dépend de ce que les gestations successives forment des périodes égales, qui se correspondent époque pour époque. Le retour des mêmes circonstances ramène, par une liaison d'habitude, l'exécution du même acte.

Les différentes habitudes que nous venons de passer en revue, sont en général d'autant plus faciles à imprimer, elles sont aussi d'autant plus stables, qu'elles ont été contractées dans une plus grande jeunesse ; il est cependant à remarquer qu'il existe des dispositions naturelles qui font que tous les individus ne sont point susceptibles de contracter facilement les mêmes habitudes : cela s'observe au moral comme au physique. On sait que tous les hommes ne sont point propres à réussir dans les mêmes arts. Tel homme est un peintre habile, qui n'eût jamais été qu'un mauvais musicien, malgré le travail le plus assidu. Il en est de même des différentes dispositions de l'esprit pour certaines parties de la littérature, ou des sciences ; il en est de même des divers caractères, des diverses inclinations naturelles, qui en contrariant les habitudes morales qu'on a intérêt d'imprimer aux enfans, rendent quelquefois l'éducation morale si difficile. Ces dispositions naturelles peuvent, dans quelques circonstances, avoir un tel empire, qu'elles s'opposent absolument à ce que les habitudes qui les contrarient puissent être contractées ; cependant on a des exemples de ce que peut faire, pour les vaincre, un travail opiniâtre et

assidu. Quoi qu'il en soit, il est certain que l'éducation n'est ordinairement fructueuse qu'autant
qu'elle a lieu pendant le tems de l'accroissement ;
l'économie se modifie alors avec plus de facilité
qu'à toute toute autre époque de la vie, et les modifications qu'elle reçoit ont le plus de stabilité.
Il serait ridicule d'attribuer, avec le vulgaire, la
cause de ce phénomène à la *flexibilité* des organes;
cette expression n'éveille aucune idée exàcte par
rapport à la plupart des phénomènes de l'habitude;
elle ne peut être applicable qu'à cette espèce d'habitude qui augmente le jeu des articulations. On
sait qu'il est possible, dans l'enfance, d'augmenter
considérablement la laxité des ligamens et le jeu
des surfaces articulaires, par des extensions fortes
et souvent répétées. C'est par ce moyen que les
bateleurs parviennent à exécuter des mouvemens
qui nous surprennent. Il est clair que ces espèces
d'habitudes ne peuvent avoir lieu qu'en raison de
la flexibilité des organes, qui se prêtent avec facilité aux extensions et aux inflexions qu'on a
intention de leur imprimer ; mais ces phénomènes
ne consistent point comme ceux de l'habitude que
nous venons d'étudier, dans une modification active de l'économie ; les modifications qu'ils présentent, sont presqu'entièrement *passives ;* ils ne
sont point par conséquent du même genre.

La vieillesse est caractérisée par l'impossibilité
presqu'absolue de contracter de nouvelles habitudes,

tudes; elle détruit même en partie les effets de celles qui existaient antérieurement par l'affaiblissement qu'elle apporte dans les organes. Le vieillard perd en grande partie la facilité avec laquelle il exerçait ses mouvemens musculaires habituels; ses fonctions intellectuelles s'affaiblissent, souvent même il perd entièrement la mémoire; ou lorsqu'il la conserve en partie, ce n'est que pour les idées auxquelles il est habitué depuis long-tems: il a des souvenirs de quatre-vingts ans, et n'en a pas de la veille. Il est même remarquable que plus ses souvenirs remontent à une époque éloignée, mieux ils se conservent. Ainsi le professeur de physique Brisson, ayant presqu'entièrement perdu la mémoire par l'effet d'une apoplexie, avait même oublié sa langue; il ne se ressouvenait plus que du patois qu'il avait parlé dans sa tendre enfance.

De l'habitude transmise.

Sans habitude, aucun des actes qui dépendent de notre volonté ne peut s'exécuter d'une manière parfaite; telle est sans doute la conséquence que l'on peut tirer de l'exposition que nous venons de faire des lois de l'habitude des actes. Cependant l'observation nous apprend qu'il n'en est point toujours ainsi: nous observons souvent que certains actes volontaires possèdent toute la perfec-

4

tion d'exécution dont ils sont susceptibles, sans
avoir été exécutés antérieurement. Tels sont les
actes que l'on attribue à l'*instinct*. On désigne sous
ce nom la tendance, ou la disposition qu'ont tous
les animaux, à exécuter certains actes d'une manière déterminée, et à l'occasion de sensations déterminées; tendance ou disposition qu'ils reçoivent avec l'organisation et la vie. L'instinct consiste donc, comme l'habitude des actes, dans une
tendance à suivre certaines directions, dans une
disposition à exécuter certains actes, à l'occasion
de certaines sensations. Cette analogie fondamen-
tale qui existe entre l'habitude des actes et l'instinct, semble nous annoncer d'avance que leur
nature est la même: ce soupçon se change en certitude, lorsque des observations directes nous démontrent que, dans quelques circonstances, l'habitude individuelle se transmet d'individu à individu
par génération, et qu'elle a le pouvoir de perver-
tir l'instinct naturel des espèces, comme elle a
celui de leur en créer un nouveau. En effet, il
est possible de changer, jusqu'à un certain point,
l'instinct naturel de certaines espèces d'animaux,
en imprimant des habitudes nouvelles à un grand
nombre d'individus successifs de la même race.
Ainsi les animaux domestiques n'apportent, en
naissant, aucune disposition à fuir l'homme; l'a-
mour de l'indépendance est presque totalement
éteint dans leur race, par la durée de son asser-

vissement ; tandis que l'animal qui doit le jour à
des parens sauvages, quoiqu'élevé dans l'état de
domesticité, est tôt ou tard porté, par son instinct
naturel, à reprendre sa liberté. Ce sont indubitablement les soins de l'homme qui ont donné aux
diverses races de chiens l'instinct particulier à chacune d'elles, puisqu'il disparaît dans le chien rendu à l'état sauvage. Cet instinct factice est même
quelquefois contraire à l'instinct naturel. Aussi le
chien couchant, habitué par l'éducation à rester
immobile auprès de l'animal sauvage sur lequel il
fixe des yeux avides, transmet à ceux qu'il engen-
dre la disposition à exercer le même acte, sans éducation antérieure. On sait que les jeunes chiens
couchans de bonne race *arrêtent* naturellement,
et par la seule raison que leurs ancêtres faisaient
la même chose. Les animaux naissent donc avec
des habitudes qu'ils tiennent de leurs aïeux. Ils
apportent en naissant une disposition à suivre certaines directions, à exécuter certains actes par la
seule raison que la même disposition existait dans
ceux qui leur ont communiqué la vie. Or, si cet
instinct artificiel n'est autre chose qu'une habitude
transmise, cela ne nous indique-t-il pas que l'instinct naturel est un phénomène du même genre ?
L'instinct doit donc être considéré comme *l'habitude de l'espèce*, et cette habitude ne diffère de
celle qui est seulement individuelle, qu'en cela
seul, que la perfection des *actes habituels* dépend

de leur exécution antérieure par l'individu ; au lieu que la perfection des *actes instinctifs* dépend de leur exécution antérieure par ceux qui lui ont donné l'être.

S'il nous est permis d'émettre un jugement sur la nature de l'instinct, il nous est absolument défendu de porter nos recherches sur son origine. L'instinct, tel que nous l'observons, est certainement le résultat de l'organisation de l'animal. Cette organisation a-t-elle été la même dès le principe, ou bien n'est-elle devenue telle que par l'effet de l'habitude, qui, comme on le sait, a le pouvoir de modifier les êtres organisés ? C'est ce qu'il est impossible à l'homme de pénétrer.

Les besoins de l'animal, ou les sensations qui résultent de ces besoins, sont ordinairement les causes déterminantes de l'exercice des actes instinctifs qui lui sont propres. Il existe entre ces sensations, et l'exécution de ces actes, une *liaison instinctive* semblable à la *liaison d'habitude*, que nous avons fréquemment remarquée en traitant de l'habitude individuelle. Mais outre ces actes dont le besoin est la source, et qui pour le satisfaire ne peuvent s'exécuter que d'une seule manière, nous observons plusieurs actions instinctives, qui sont exécutées toujours de la même manière par l'animal et par ceux de son espèce, sans que nous apercevions le besoin de cette constante uniformité, et sans qu'il existe d'obstacles organiques à ce que ces actions soient exécutées d'une autre manière. Ainsi chaque espèce d'oiseau a une manière particulière de faire son nid, elle a de même un chant particulier ; et ces diverses actions que l'animal exécute sans les avoir apprises, il les reproduit toujours de la même manière, quoiqu'il n'y ait point pour cela de nécessité absolue. Ces observations, qui nous prouvent jusqu'à quel point les animaux sont esclaves des impulsions ou des directions qui leur ont été transmises, nous indiquent également la nécessité de diviser les phénomènes instinctifs en deux classes : 1°. l'instinct du besoin ; 2°. l'instinct relatif à l'emploi des facultés.

L'instinct du besoin appartient à l'homme comme aux animaux, puisque ses principaux besoins sont les mêmes. Tous éprouvent le besoin de respirer, de prendre des alimens, de se reproduire, etc. Les déterminations qu'ils prennent pour satisfaire ces besoins, leur sont dictées par le seul instinct ; et de même que ces déterminations sont sûres, quoiqu'il n'y ait point d'expérience antérieure, de même les actes qui en dérivent sont parfaits, quoiqu'il n'y ait point d'habitude individuelle.

Le premier besoin de l'animal qui arrive à la lumière, est de respirer. A peine le fœtus est-il délivré des liens organiques qui l'unissaient à sa mère, qu'il éprouve le besoin de puiser lui-même

dans l'élément ambiant, le principe nécessaire
à l'aliment de sa vie. Aussi l'acte de la respiration s'exerce-t-il dès le moment de la naissance,
et la même sensation de besoin qui en a déterminé
l'exercice, en occasionne, tant que la vie subsiste,
le renouvellement non interrompu. Cet acte est
véritablement instinctif, ainsi que le soupçonnait
Bichat (1) Il existe une *liaison d'habitude*, ou
plutôt une *liaison instinctive*, entre la sensation
du besoin de la respiration, et l'exécution de l'acte
propre à satisfaire ce besoin. Si cet acte, quoiqu'exécuté par des muscles soumis à la volonté, semble
s'exercer à notre insu; s'il ne s'interrompt point
pendant le sommeil, qui suspend cependant l'exercice de tous les actes qui dépendent de la volonté,
c'est que cet acte est du genre de ceux qui sont *involontaires par l'effet de l'habitude*; celui-ci est
involontaire par *habitude transmise*, ou par *instinct*, comme certains actes, dont nous avons parlé en traitant de l'habitude individuelle, sont involontaires par *habitude de volonté*.

Après le besoin de respirer, le besoin le plus
impérieux est celui de prendre des alimens. L'animal qui vient de naître, étranger, par sa propre
expérience, à tout ce qui l'entoure, est guidé par
l'instinct, tant dans le choix des alimens qui lui

---

(1) *Voyez*, Anatomie générale, tom. 2, pag. 356.

sont convenables, que dans l'exécution des actes propres à satisfaire le besoin qu'il éprouve de les prendre. L'enfant nouveau-né meut ses petites lèvres comme pour teter, quoique le sein ne lui soit point offert ; et si on l'approche de sa bouche, il aspire avec facilité le lait qui y est contenu , quoiqu'il n'ait point appris à exécuter l'acte assez compliqué de la succion. L'instinct relatif au choix des alimens continue d'exister dans l'animal adulte C'est par lui qu'il se porte vers les substances qui sont propres à le nourrir, et qu'il repousse celles qui lui seraient nuisibles ou simplement inutiles ; son odorat et son goût, guides de ses déterminations, ne le trompent jamais dans les choix qu'il fait.

L'instinct relatif au choix des alimens serait aussi parfait chez l'homme que chez les animaux, s'il n'était chez lui presque toujours perverti, ou dénaturé par des habitudes individuelles. Astreint, comme les animaux , à ne se nourrir que de corps organiques, l'homme n'en rencontre aucun qui en flattant l'odorat et le goût de manière à exciter l'appétit , soit nuisible à son économie. La plupart des poisons végétaux sont nauséabonds, ou d'un goût désagréable. S'il arrive cependant si souvent que l'homme s'empoisonne sans s'en apercevoir c'est que , outre que son palais est souvent blasé, il sait masquer la saveur naturellement désagréable d'une substance nuisible, en l'associant à d'au

tres substances propres à provoquer l'appétit.
L'homme non dépravé, l'homme tel qu'on pourrait se le figurer dans l'état de nature, ne serait
jamais porté, par son instinct, à introduire dans
son estomac des substances minérales, ni des poisons végétaux.

Le besoin physique de l'amour donne aussi naissance aux actes instinctifs propres à le satisfaire.
L'instinct qui rapproche les sexes n'existe point
avant ce besoin; il se développe avec lui. Le mâle
adolescent se précipite sur les pas de sa femelle en
rut, attiré par des émanations qui, en affectant son
odorat, développent en lui des désirs jusqu'alors in-
connus. Il existe une liaison instinctive entre la
sensation que produisent ces émanations odoran-
tes, et le développement des désirs de l'amour;
et cet instinct, si remarquable dans les animaux,
n'est point étranger à l'homme.

De l'existence de la douleur, naît le besoin d'ob-
tenir du soulagement. Lorsque l'être souffrant ne
trouve point dans ses propres moyens des res-
sources suffisantes pour éloigner la cause de la
douleur, il implore par ses cris les secours de ses
semblables. Cet acte qui semble ne devoir être
que le produit du raisonnement, est cependant
purement instinctif. L'enfant qui vient de naître
jette un cri particulier, désigné sous le nom de *va-
gitus*; cette voix qui lui sert à exprimer les sensations douloureuses qu'il éprouve, il la produit

instinctivement, sans savoir quel est le but de sa production. L'homme adulte lui-même, lorsqu'il souffre, pousse des cris douloureux, quoiqu'il connaisse souvent toute leur inutilité. Un instinct, une impulsion presque toujours irrésistible, le porte à exprimer ses souffrances de cette manière qui lui est enseignée par la nature. Pourquoi l'animal qui souffre traîne-t-il en longs accens une voix monotone ? Quel rapport peut-il y avoir entre la douleur et ce genre de voix ? Ce rapport existe, on n'en peut douter; mais il se dérobe à nos recherches. Ce qu'il y a de certain, c'est que les cris qu'arrache la douleur ont le même type dans tous les âges de la vie, et chez tous les animaux. C'est une langue universelle, par laquelle l'être qui souffre instruit de son état tous les êtres qui l'environnent, et spécialement ceux de son espèce. Cette voix, indépendante des langues et de toutes les conventions humaines, est un véritable acte instinctif. Elle est comprise par les animaux, sans qu'ils aient eu besoin, comme le prétend Condillac, d'apprendre préliminairement sa signification.

L'homme ne possède que l'instinct du besoin l'instinct relatif à l'emploi des facultés lui est absolument étranger; il n'appartient qu'aux animaux qui, privés de la précieuse faculté de combiner leurs idées de manière à parvenir à des résultats nouveaux, sont astreints à n'agir que par *instinct*,

à ne faire que ce que faisaient leurs ancêtres, et à
le faire de la même manière. Cependant cette uniformité, de laquelle ils ne s'écartent jamais, n'est
point fondée sur l'impossibilité organique d'agir
d'une autre façon. Ainsi, quoique chaque espèce
d'oiseau soit astreinte, dans l'état naturel, à n'avoir
qu'un chant toujours le même, ce n'est point parce que le larynx de cette espèce se refuse à d'autres modulations ; au contraire, une expérience
journalière nous apprend que plusieurs oiseaux
peuvent apprendre et répéter des airs entiers, et
même imiter assez bien la voix et la parole de
l'homme. Que d'actions surprenantes ne parvient-
on pas à faire pratiquer au chien, au cheval,
et même à l'âne, cet animal qui nous paraît si stu-
pide ! Si donc les animaux, dans l'état naturel, ne
sortent point des bornes de leur instinct, c'est
qu'ils sont privés de la faculté d'inventer. Il est
vrai qu'ils sont susceptibles, jusqu'à un certain
point, de recevoir les leçons de l'expérience ; mais
cela même atteste qu'ils n'inventent point. L'expérience produit en eux une véritable éducation ; ils
ont la réminiscence de ce qu'ils ont éprouvé dans
les diverses circonstances où le hasard les a placés,
comme ils conservent celle de ce qui leur est arrivé dans les diverses circonstances de l'éducation
que l'homme peut leur donner.

On ne peut donc se dispenser de convenir avec
Buffon, que l'uniformité de mœurs et d'actions

que présentent partout les animaux de même espèce, est la preuve de la nullité de leur faculté d'invention. C'est ici que paraît dans tout son jour l'immense supériorité de l'homme. Il ne connaît d'autres bornes à l'emploi de ses facultés, que les bornes mêmes de son génie; et son génie n'en connaît point. Mais cette perfection d'intelligence, qui élève l'homme si fort au-dessus des animaux, est aussi la source de la dégradation qui l'abaisse quelquefois au-dessous d'eux. L'homme seul est débauché et intempérant; lui seul sait outrager la nature.

Nous terminerons ces considérations sur l'instinct, par quelques réflexions sur la manière dont s'établissent les rapports de l'animal avec les objets qui l'environnent.

Il est certain que l'animal qui vient de naître n'est point absolument étranger à ce qui l'entoure: ce n'est point un être *neuf*, comme le prétend Condillac, puisqu'il apporte au monde les habitudes de son espèce. Ce n'est point l'expérience individuelle qui établit les rapports de l'animal avec les objets extérieurs qui sont nécessaires à la conservation de sa vie; ces rapports sont établis par avance. Si l'être qui sent pour la première fois, n'était autre chose que la sensation elle-même, cet être sentant tout en lui, et rien hors de lui, ne prendrait aucune détermination relative aux objets qui l'environnent. Or, les phénomènes de l'instinct

nous prouvent que cela n'est point ainsi. Que penser, d'après cela, de tout ce que les métaphysiciens
ont écrit sur l'origine de nos connaissances et sur l'é-
ducation des sens ? Le philosophe, qui s'attache
plus à observer la nature qu'à établir des systêmes, n'est point étonné en voyant le poulet, au
sortir de l'œuf, se servir de ses muscles comme s'ils
étaient exercés dès long-tems, courir vers le grain
qu'il ne connaît pas encore, et qu'il sait cependant,
être propre à sa nourriture, et le béqueter sans
commettre aucune erreur d'optique, quoiqu'il n'ait
point appris à juger les distances.

Outre les directions particulières que nous désignons sous le nom d'instinct, il en est plusieurs
autres qui se transmettent également par génération, surtout quand elles ont été suivies constamment par plusieurs individus successifs. Les dispositions maladives se transmettent souvent. On
sait que la phthisie, la manie, l'épilepsie, la goutte
etc. sont héréditaires, et que sans les apporter en
naissant, l'homme reçoit de ceux qui lui commu-
niquent la vie, la disposition à éprouver ces maladies à un certain âge, et cela par la seule raison que ses parens étaient atteints, à un âge semblable, de la même affection (1). On sent combien

_____

(1) Je ne puis me dispenser de rapporter ici l'opinion
de Roussel sur la menstruation, en m'abstenant toutefois.

il serait peu philosophique de chercher à expliquer ces faits. Ajoute-t-on quelque chose à la science, en supposant dans l'enfant l'existence de *virus latens* qui ne se développent qu'à un certain âge? Plus on avance dans l'étude de la nature, plus on apprend à reconnaître la vanité de toutes ces explications, qui n'ont de fondement que dans l'imagination de leurs auteurs. Observer des faits et les coordonner : telle est la tâche de l'observateur de la nature. Or, il est évident que les derniers phénomènes que nous venons de citer, se rapprochent naturellement de ceux qui nous prouvent que la disposition à exercer certains actes, se transmet d'individu à individu par génération.

---

de porter aucun jugement sur cet objet. Cet auteur pense qu'il a existé un tems où les femmes étaient exemptes de la menstruation, comme le sont encore aujourd'hui les femmes du Brésil et de plusieurs peuplades sauvages. Il regarde cette évacuation comme un besoin factice, créé par l'état social. La surabondance de nourriture produisant, dit-il, une surabondance de sucs, la nature, attentive à maintenir une juste compensation de pertes et de réparations, tâche de se débarrasser d'un superflu dangereux par des évacuations convenables. L'évacuation menstruelle une fois introduite dans l'espèce humaine, se sera communiquée par une filiation non interrompue; de sorte qu'on peut dire qu'une femme a les règles par la seule raison que sa mère les a eues, comme elle aurait été phthisique, peut-être, si sa mère l'eût été.

Roussel, *Système physique et moral de la femme.*

Conclusion.

En jetant un coup d'œil sur l'ensemble des phénomènes que nous venons de passer en revue, nous voyons que l'habitude des excitans consiste dans l'établissement d'une sorte *d'équilibre*, ou de *rapport d'égalité*, entre la sensibilité et la nature, ou le degré d'énergie des causes excitantes. Nous voyons ensuite que l'habitude des actes consiste également dans l'établissement d'une sorte *d'équilibre*, ou de *rapport d'égalité*, entre les moyens d'action de l'économie vivante, et la nature, ou l'énergie des causes qui peuvent mettre obstacle à la facile exécution des actes qui lui sont propres.

La considération abstraite de ce qui est commun à ces deux genres d'habitudes, nous conduit à la connaissance du fait primordial, de la loi générale, de laquelle dérivent tous les phénomènes de l'habitude considérée généralement. Telle est l'expression de cette loi : *L'économie vivante tend naturellement et spontanément à se modifier pour se mettre en* équilibre *ou en* rapport d'égalité *avec toutes les causes qui agissent sur elle.*

De cette loi générale dérive cette loi secondaire : *la fréquente répétition de certains phénomènes vitaux est la source de la constance de leur marche, ou de la régularité de leur réproduction ;* c'est-à-dire que tel phénomène n'a lieu d'une manière

constamment la même, que parce qu'il a eu lieu
antécédemment de cette même manière un nombre
de fois plus ou moins grand ; de sorte que cette loi
est d'autant plus immuable, que son empire est
plus ancien.

DES SYMPATHIES.

Des Sympathies en général.

Tout est lié, tout se correspond dans la machine animale. Bien différente en cela des corps
bruts, on ne peut exercer d'action sur l'une de ses
parties sans que plusieurs autres, et quelquefois
toutes, ne s'en ressentent. C'est par cette union intime qui fait un tout *un* de l'ensemble des organes
qui composent l'économie animale, que l'harmonie
existe entre toutes ses parties. C'est par elle qu'elles
semblent travailler de concert à l'accomplissement des mêmes actions, ou à combattre les causes de destruction qui agissent dans un seul endroit. Ce *consensus* de tous les organes, qui fait
que tous entrent en action quand un seul est troublé dans ses fonctions, cette correspondance d'actions et d'affections, que l'on observe entre des organes souvent très-éloignés, est ce que l'on a désigné, en physiologie, sous le nom de *sympathie*.
L'histoire des sympathies comprend donc l'histoire
presque entière des phénomènes de la vie puisque

tous ces phénomènes ne se composent que de certaines séries d'actions successives ou concomitan-
tes qui se déterminent mutuellement. Mais cette
vaste carrière n'est point celle que nous devons
nous proposer de parcourir ici : parmi ces correspondances, nous devons mettre de côté celles qui
tiennent à l'enchaînement naturel des fonctions.
Ainsi, l'influence du cerveau sur les organes musculaires, l'influence du cœur sur le systême artériel,
les influences réciproques du cœur, du cerveau et des
poumon, pour la conservation de l'intégrité des
fonctions propres à chacun de ces organes, sont
autant de phénomènes dont la liaison est naturelle
et nécessaire. Nous réservons donc le nom de *sym-*
pathie, pour être appliqué exclusivement à désigner la correspondance de certains organes, correspondance tout aussi naturelle sans doute que
celle des organes dont nous venons de faire men-
tion, mais qui ne dérive point de l'enchaînement
de leurs fonctions, et qui ne nous paraît point
également nécessaire.

Après avoir ainsi posé les bornes du sujet que
nous nous proposons de traiter, il est nécessaire
de le diviser, pour en faciliter l'étude.

Il y a trois choses à considérer dans les sympathies : 1°. le phénomène qui a lieu dans la
partie primitivement affectée ; 2°. celui qui se
passe dans la partie sympathisante ; 3°. le mode de
communication qui existe entre ces deux parties.
Ainsi

Ainsi chaque sympathie se compose de deux élé-
mens ; d'un phénomène primitif , et d'un phénomène consécutif: mais cela ne forme point deux espèces de sympathies, l'une *active* et l'autre *passive*,
comme l'a dit Tissot : on ne peut même donner le
nom de sympathie qu'à la coexistence de ces deux
phénomènes , et non à chacun d'eux en particulier, comme l'ont fait la plupart des physiologistes modernes , qui , considérant séparément les
effets produits dans chaque organe sympathiquement affecté , classent les sympathies d'après
la nature des phénomènes produits dans cet organe. C'est ainsi qu'ils reconnaissent des *sympathies de contractilité* , *des sympathies de tonicité*,
etc. ; expressions qui ne sont applicables qu'à la
modification sympathique d'un seul organe ; car,
la plupart du tems, le phénomène coexistant dans
l'autre organe , est d'une nature différente. En
procédant ainsi , ce sont donc les effets *sympathiques* que l'on a classés , et non les *sympathies*.
Les deux phénomènes coexistans ou successifs
dont se compose chaque sympathie , étant donc
la plupart du tems très-différens entre eux , ce
n'est point sur la considération de la nature de ces
phénomènes que l'on doit établir la classification
des sympathies ; mais celles-ci ne consistant que
dans la corrélation de deux organes , c'est la nature ou le mode de cette corrélation qui doit
servir de base à cette classification.

5.

La base la plus naturelle sur laquelle pourrait être fondée la classification des phénomènes sympathiques, serait sans doute la considération de leurs causes immédiates, ou de la manière dont ces correspondances s'opèrent ; mais la nature ne se dévoile qu'imparfaitement à nous sur ce point. Aussi les opinions des physiologistes ont-elles beaucoup varié sur cette matière. Les uns ont cru que les nerfs étaient les seuls instrumens de la transmission des mouvemens sympathiques, tantôt au moyen de leurs anastomoses, tantôt au moyen de l'intervention du cerveau. D'autres ont cru apercevoir ce moyen de communication dans des connexions vasculaires, dans la continuité du tissu cellulaire, et même dans la continuité des membranes. La plupart de ces opinions ont été abandonnées, parce que, outre qu'elles sont purement hypothétiques, un grand nombre de faits et d'observations directes démontrent leur fausseté ou leur insuffisance. Une seule d'entre elles obtient encore aujourd'hui l'assentiment de la plupart des physiologistes, qui s'accordent assez généralement à regarder les nerfs comme les instrumens de la transmission de l'influence sympathique.

Le système nerveux, malgré les différences de structure et de distribution que l'on observe en lui, forme, sous le rapport des mouvemens dont il est le siége, un tout indivisé. Toutes ses parties correspondent intimément entre elles. Toutes les opinions, toutes les hypothèses viennent échouer devant ce fait parfaitement démontré. La presque universalité de la distribution de ce système, l'intime correspondance de toutes les parties qui le composent, paraissent donc, au premier coup d'œil, suffire à l'explication de tous les phénomènes sympathiques; il n'est point douteux que, dans plusieurs circonstances, la nature ne se serve de cette voie de transmission ; mais est-elle exclusive? c'est ce qu'il n'est pas permis d'affirmer ; plusieurs faits nous portent même à en douter. En effet, quelques parties ne reçoivent point de nerfs, au moins l'anatomie n'y en découvre point, et cependant ces parties ne laissent pas d'éprouver des affections sympathiques, et d'en communiquer. Au reste, nous sommes dans une telle ignorance de ce qui constitue la modification nerveuse, par le moyen de laquelle se transmettent le sentiment et le mouvement, que l'on ne doit tenir aucun compte de toutes les objections que l'on pourrait fonder sur l'impossibilité où l'on est de comprendre comment certains phénomènes peuvent avoir lieu. Pour ce qui est de la route que les physiologistes assignent aux mouvemens sympathiques, soit au moyen des anastomoses, soit au moyen de la réunion des filets nerveux en un même tronc, etc., rien de tout cela n'est prouvé : souvent même la fausseté de ces opinions est parfaitement dé-

montrée , comme nous en verrons quelques
exemples dans la suite.

La médiation du cerveau , admise par Whyt,
Haller , et dernièrement par Bichat , dans la production de certains phénomènes sympathiques, ne
peut être révoquée en doute. Cette médiation, que
l'on expliquera comme on voudra , s'observe non
seulement par rapport à la contraction des muscles qui sont sous l'empire de la volonté , mais
aussi par rapport à celle de quelques organes musculaires involontaires, comme l'estomac. En vain
voudrait-on nier l'influence du cerveau sur les organes musculaires involontaires ; des faits multi-
pliés attestent cette influence, qui, du reste, peut
être différente de celle que ce même viscère exerce
sur les muscles soumis à la volonté.

Quelque probable , quelque satisfaisante que
puisse être l'opinion qui fait des nerfs les instrumens de la transmission des mouvemens sympathiques, il n'est point démontré d'une manière
assez rigoureuse que cette voie de transmission
est la seule , pour dissiper tous les doutes à cet
égard , et entraîner la conviction. Nous retombons
donc dans l'incertitude, et nous sommes forcés
de convenir que le mode de la correspondance
de nos diverses parties nous est caché par un
voile dont nos regards ne peuvent entièrement
percer l'épaisseur.

Il nous est donc impossible, dans l'état actuel

de nos connaissances, d'établir une classification des sympathies, basée sur la considération de leurs causes immédiates, ou de la manière dont elles s'opèrent ; classification qui comprenne et rassemble tous les phénomènes sympathiques connus. Cependant tout moyen de classification ne nous est point interdit.

L'observation nous apprend que, parmi les phénomènes de correspondance qui existent entre nos organes, il en est qui sont constans et qui se reproduisent toujours de la même manière, tandis que d'autres présentent des variations plus ou moins nombreuses. Ainsi que l'estomac se contracte lorsqu'on excite la luette, voilà une sympathie *constante* et *spéciale* ; elle se reproduit de la même manière toutes les fois qu'on sollicite sa reproduction : mais que le vomissement soit produit par une douleur violente, dont le siége est dans une partie quelconque du corps ; ce phénomène n'atteste aucune liaison spéciale entre la partie excitée et la partie sympathisante : la présence de la douleur ne reproduit pas toujours ce phénomène sympathique ; elle en produit souvent de fort différens, tels que l'excrétion des urines, des matières fécales, les convulsions générales ou partielles, etc. Ces sympathies, et un grand nombre d'autres qu'il serait possible de citer, peuvent être désignées sous le nom de *sympathies générales* ; elles ne présentent point la liaison constante de deux phé-

nomènes qui se reproduisent toujours de la même
manière, par l'effet de la même cause déterminante, comme on l'observe pour les sympathies
spéciales et *constantes*. Or, nous observons que les
causes de *spécialité* et de *constance* sont les mêmes
pour plusieurs phénomènes sympathiques. Cette
similitude de causes déterminantes peut donc, au
défaut de la connaissance des causes immédiates ,
nous servir pour classer les phénomènes sympathiques constans.

Je comparerais volontiers, sous ce point de vue,
les sympathies, ces mouvemens tantôt réguliers,
tantôt irréguliers, et quelquefois orageux que l'on
observe dans l'économie animale, aux troubles,
aux mouvemens divers que nous observons dans
l'atmosphère. Qu'elle soit agitée et bouleversée en
tout sens par des vents tumultueux, ou que des
vents plus paisibles, mais irréguliers, s'y succèdent
sans ordre ; le physicien ne voit dans ces phénomènes que des faits isolés , dont il ne peut saisir
la cause. Mais il n'en est point de même des vents
réguliers et constans ; l'observateur voit les mêmes
effets toujours produits dans les mêmes circonstances, et de la connaissance facile des causes de
la régularité , il parvient souvent à la connaissance
plus difficile des causes immédiates.

Dans la classification que nous adoptons, et qui
nous paraît la seule naturelle, dans l'état actuel de
nos connaissances, les sympathies seront divisées

en deux ordres distincts : 1.° les sympathies spéciales et constantes; 2°. les sympathies générales.
Les premières seront divisées d'après la nature de
la cause de leur spécialité et de leur constance;
nous rassemblerons celles qui sont marquées par la
similitude de cette cause. Les sympathies régulières,
qui sous le rapport de la nature de cette cause ne
trouveront point d'analogues, formeront des faits
isolés; ils seront seuls dans leur genre. Pour ce qui
est des sympathies générales, nous ne pouvons leur
assigner aucune classification ; nous nous contenterons d'observer les directions principales qu'affectent leurs influences. Nous ne nous occuperons
point de ces phénomènes bizarres, de ces anoma-
lies surprenantes, qui dérivent quelquefois de la
direction accidentelle des influences sympathiques
vers certaines parties; les irrégularités de la nature
ne méritant, dans aucun cas, de trouver leur place
auprès des phénomènes réguliers qu'elle nous présente.

Si l'on ne rencontre pas ici tous les phénomènes
que l'on a rangés parmi les sympathies, c'est que
nous avons jugé que plusieurs d'entre eux ne mé-
ritaient pas ce nom. Est-il convenable, par exemple,
de classer avec Barthez, parmi ces phénomènes,
la disposition que nous avons à répéter avec la
main gauche, mais en sens inverse, ce que nous
avons appris à faire avec la main droite ? de même
que l'impossibilité où nous sommes d'exercer

avec les deux mains des mouvemens de circum-
duction simultanés dans le même sens ? Il est évident que ces phénomènes dépendent (sans qu'on
sache cependant pourquoi) de la symétrie du
cerveau, et de celle des muscles des deux membres,
laquelle nécessite ou entraîne, dans certains cas, la
symétrie de leurs actions.

On ne trouvera point non plus ici les sympathies
relatives aux passions, ces phénomènes devant
trouver ailleurs un examen détaillé.

SECTION PREMIÈRE.

Des Sympathies spéciales et constantes.

Les sympathies spéciales et constantes appartiennent pour la plupart à la physiologie; la pathologie n'en offre qu'un très-petit nombre : elles consistent, comme nous l'avons dit plus haut, dans la
spécialité constante de la correspondance de deux
organes, dont l'un est l'origine, et l'autre l'aboutissant de l'influence sympathique. Quelquefois il
y a entre ces deux organes réciprocité d'influence,
mais le plus souvent cette réciprocité n'existe point.

Nous reconnaîtrons six genres de sympathies
spéciales et constantes : 1°. les sympathies habituelles et instinctives; 2°. les sympathies qui se
remarquent entre l'estomac et les organes qui occupent l'entrée du canal digestif; 3°. la sympathie

des organes génitaux et du larynx ; 4°. les sensations sympathiques ; 5°. les sympathies des organes
qui concourent à l'accomplissement d'une même
fonction ; 6°. les sympathies par proximité d'organes.

Nous nous abstiendrons d'entrer dans aucune
discussion préliminaire relativement à cette divi-
sion, basée, comme nous l'avons dit, sur la différence des causes de la spécialité ; on trouvera à
chaque article l'exposition des raisons qui nous
ont engagé à rassembler dans un même genre les
sympathies qu'il renferme. Plusieurs physiologistes
ont déjà reconnu quelques-uns des genres que nous
établissons ici; mais, outre qu'ils leur en ont asso-
cié beaucoup d'autres que l'on ne doit point admettre, ils ont souvent réuni dans un même genre
des phénomènes sympathiques qui n'ont aucune
similitude, et assigné des places dans des genres
différens , à des sympathies qui sont évidemment identiques.

§ I. *Sympathies habituelles et instinctives.*

Nous avons vu, en traitant de l'habitude des
actes, que la fréquente concomitance ou la fréquente succession de deux phénomènes établit
entre eux une *liaison d'habitude*, en vertu de laquelle ces deux phénomènes sont toujours déter-

minés à se reproduire simultanément, ou successivement. L'habitude a donc le pouvoir d'établir entre certains organes, des correspondances *spéciales* et *constantes* d'actions ou d'affections. Ces *sympathies*, créées par l'habitude, n'avaient point échappé à Barthez : « On observe assez générale-
» ment, dit ce physiologiste, que lorsque des
» causes, même accidentelles, ont établi plusieurs
» successions alternatives des affections de deux
» organes, *même non sympathiques*, ces organes
» contractent une habitude de correspondance de
» ces affections.... On en voit des exemples nom-
» breux dans des maladies périodiques; dans di-
» verses espèces de goutte interne anomale, dont les
» alternatives avec la goutte régulière sont deve-
» nues habituelles, etc. » (1). Si donc il est certain que certaines sympathies sont déterminées par *l'habitude individuelle*, on ne devra point être surpris que quelques-unes d'entre elles aient leur source dans l'*habitude transmise* : telles sont les sympathies que nous désignons par le nom d'*instinctives*.

Nous avons vu, en traitant de l'instinct, que certains actes relatifs aux besoins des animaux sont involontaires, quoiqu'exécutés par des muscles

_____

(1) Nouveaux Elémens de la Science de l'Homme, tom. 2. pag. 43.

soumis à la volonté; nous avons vu qu'il existe une *liaison instinctive* entre la sensation du besoin, et l'exécution de l'acte propre à satisfaire ce besoin. Ces notions s'appliquent naturellement à certains phénomènes de correspondance, produits par le besoin, et propres à le satisfaire. Ces phénomènes constamment rangés parmi les sympathies, et quelquefois désignés par le nom de *synergies*, devraient plutôt trouver leur place à la suite de ceux qui dérivent de l'*instinct du besoin*.

Nous avons vu l'instinct du besoin présider à l'inspiration et à la préhension des alimens : deux autres besoins intimément liés à ceux-là, sont l'expiration et l'excrétion des matières fécales.

Le besoin de l'expiration est naturellement satisfait au moyen de la contraction des muscles abaisseurs des côtes; par ce moyen, la cavité pectorale est diminuée dans son diamètre antéro-postérieur, mais son diamètre vertical ne peut être diminué que par l'action de muscles éloignés, et qui sont presque étrangers à la poitrine. Ce sont les muscles abdominaux, qui, en se contractant sur les viscères gastriques, les refoulent vers le diaphragme relâché. Cette contraction synergique des muscles abaisseurs des côtes et des muscles abdominaux, n'est involontaire que parce qu'elle est *instinctive*, c'est-à-dire *habituelle* : c'est par la même raison qu'elle a lieu dans l'excrétion des matières fécales.

La contraction du rectum suffit ordinairement à l'expulsion de ces matières ; mais lorsque cette contraction n'est point suffisante pour satisfaire le besoin que nous éprouvons de les expulser, nous exerçons un acte instinctif assez compliqué, et qui mérite d'être développé. Les muscles abdominaux se contractent pour comprimer les intestins, et aider ainsi à l'effet de leur contraction : mais comme l'effet de cette contraction serait perdu en grande partie, si elle agissait en refoulant le diaphragme, et que d'un autre côté la contraction de ce muscle, en produisant l'inspiration, s'opposerait au resserrement des parois abdominales, nous savons instinctivement donner à ce muscle une action compressive, sans le contracter (1). Pour cet effet la glotte se ferme hermétiquement, et renferme ainsi une certaine quantité d'air dans la cavité des poumons ; en même tems nous faisons un effort expiratoire, qui, en comprimant cet air renfermé dans la cavité pectorale, refoule le dia-

---

(1) Tous les physiologistes prétendent que, dans cette circonstance, le diaphragme agit en se contractant ; l'observation la plus superficielle suffisait cependant pour les désabuser de cette erreur. Le diaphragme est un muscle inspirateur ; or, dans l'effort expulsif dont il est ici question, la poitrine est à l'état de tendance à l'expiration ; si celle-ci ne s'effectue pas, c'est que l'occlusion de la glotte y met obstacle.

phragme vers l'abdomen. Ce procédé si ingénieux, nous l'exécutons comme les animaux, sans nous en douter, sans l'avoir appris; c'est l'instinct du besoin qui nous le dicte. Cet acte instinctif se reproduit dans toutes les circonstances où un besoin analogue se fait sentir. C'est ainsi qu'il a lieu dans l'expulsion des urines, et dans l'accouchement. Au reste, dans l'exécution de cet acte, les effets de l'instinct se confondent avec ceux de l'*habitude individuelle*; car nous exerçons un acte à peu près semblable, lorsque nous voulons exécuter avec les bras une action qui exige beaucoup de force, comme quand nous voulons lever un pesant fardeau. Le besoin de donner un appui solide et fixe aux muscles qui meuvent les bras, et qui ont une de leurs insertions aux parois de la poitrine, nous porte, par l'effet d'une habitude purement individuelle, et contractée sans nous en apercevoir, à fermer la glotte, et à comprimer par un effort expiratoire l'air contenu dans la cavité pectorale, lequel, par son ressort, fournit aux parois de cette cavité un appui solide. En même tems les muscles abdominaux se contractent afin de s'opposer au refoulement du diaphragme; mais comme tout l'effet de la pression qu'ils exercent doit être dirigé vers la base de la poitrine, le releveur de l'anus agit en même tems pour s'opposer à la dépression du rectum. Cette synergie, cette concordance de l'action de muscles si différens est, comme il est

facile de le voir, un résultat de l'habitude individuelle, dont les effets ne diffèrent quelquefois en
rien de ceux de l'instinct.

La contraction instinctive des muscles abdominaux se remarque encore dans le vomissement ;
elle accompagne et favorise alors l'action de tous
les expirateurs, et de plus elle contribue à l'évacuation des matières que contient l'estomac, en
comprimant extérieurement ce viscère.

C'est par l'effet d'une habitude individuelle, déterminée par le besoin de diriger l'axe de chaque
œil vers un même point latéral, que nous contrac-
tons synergiquement le muscle droit interne d'un
œil, et le muscle droit externe de l'autre. Au reste,
cette synergie n'est pas constante, elle cesse avec
le besoin, puisque les muscles droits internes de
chaque œil agissent simultanément, quand l'objet
regardé est précisément en face de celui qui regarde.
Alors l'axe de chaque œil est d'autant plus dirigé
en dedans, que l'objet regardé s'approche davantage.
L'action concordante de ces muscles n'existe point
non plus dans le strabisme, qui, comme l'a dit
Buffon, est produit par le besoin de ne diriger qu'un
seul œil vers l'objet regardé (1). Les muscles droits

_____

(1) Plusieurs observations qui me sont propres, m'ont démontré que le strabisme dépend très-souvent de la différence de conformation des deux yeux ; d'où résulte la né-

internes doivent toujours agir synergiquement, dans les animaux qui ont les yeux placés aux parties latérales de la tête, et qui ne peuvent voir des deux yeux à la fois que les objets qui sont en face d'eux.

Un autre phénomène qui doit être rangé parmi les sympathies instinctives, est l'*éternuement* déterminé par le chatouillement de la pituitaire. Ici plusieurs mouvemens musculaires, et qui sont involontaires jusqu'à un certain point, quoiqu'ils soient exécutés par des muscles soumis à la volonté, sont exécutés à l'occasion d'une sensation dont le siége est dans une partie très-éloignée. On a cherché à expliquer ce phénomène à l'aide des anastomoses qui existent entre les nerfs diaphragmatiques ou cervicaux, et ceux qui tapissent les fosses nasales. Cependant les raisonnemens les plus

---

cessité de l'emploi d'un seul œil dans la vision. Chez tous les individus louches, un des yeux est moins propre que l'autre à exercer la vision ; c'est celui qui est constamment détourné de l'objet regardé. Le meilleur, et même le seul moyen de guérir le strabisme, est de condamner le bon œil à une inaction absolue ; l'œil mal conformé, forcé d'agir seul, se modifie par l'habitude, sa conformation se perfectionne, et il devient de cette manière propre à agir harmoniquement avec son congénère ; le strabisme alors ne subsiste plus. J'ai vu plusieurs fois l'harmonie se rétablir ainsi entre les deux yeux, quoique, dans le principe, l'un de ces organes fût à peine capable de servir à la vision.

simples suffisent pour démontrer l'insuffisance de cette explication. Nous ne dirons point que ces anastomoses, loin d'être directes, se font au contraire par des voies extrêmement détournées; nous nous contenterons de remarquer que l'éternuement se composant d'une inspiration profonde et lente, et d'une expiration extrêmement rapide, c'est cette dernière qui constitue spécialement le phénomène. Si le chatouillement de la pituitaire vient à cesser quand l'inspiration est complète, l'expiration rapide n'a point lieu, il n'y a point d'éternuement. L'influence sympathique se communiquerait donc d'abord aux muscles inspirateurs, qu'elle abandonnerait subitement pour se porter aux expirateurs. N'est-il pas évident que cette succession d'actions si bien ordonnées, si bien dirigées vers un but déterminé, ne peut être le simple effet d'une anastomose nerveuse? Cet acte involontaire, exécuté par des muscles soumis à la volonté, à l'occasion d'une certaine sensation, et qui est déterminé par le besoin de chasser l'excitant incommode qui la produit, a tous les caractères d'un acte instinctif; il est évidemment un résultat de l'instinct du besoin. Le seul moyen par lequel un corps étranger puisse être expulsé des fosses nasales, est le passage rapide de l'air, puisque leurs parois osseuses ne sont point susceptibles de contraction. Or, de ce que le besoin de chasser cet excitant ne peut être satisfait que par une profonde inspiration

suivie

suivie d'une expiration rapide, il s'ensuit naturellement qu'il a dû s'établir une liaison instinctive
entre la sensation incommode et l'exécution de
l'acte propre à expulser le corps étranger qui la
produit. Le besoin de chasser l'excitant présent
dans les fosses nasales détermine l'éternuement,
comme le besoin d'expulser les matières fécales
détermine l'exercice de l'acte assez compliqué que
nous avons décrit plus haut.

C'est aussi le besoin de chasser les corps excitans présens dans les bronches, qui détermine
instinctivement la *toux*, acte involontaire, jusqu'à un certain point, exécuté, comme l'éternuement, au moyen de muscles soumis à la volonté.
Le *bâillement* est encore un phénomène du même
genre. Il paraît déterminé (quand il n'est pas le
résultat du penchant à l'imitation) par le besoin
de ranimer l'action du cœur; du moins on peut le
soupçonner d'après l'effet qu'il produit, et d'après
l'observation des circonstances dans lesquelles
il arrive. J'ai constamment observé que le pouls
battait avec plus de vîtesse pendant le bâillement
et dans l'instant qui le suit. On sait que cet acte
se reproduit dans toutes les circonstances où la
circulation languit, comme, par exemple, aux ap-
proches du sommeil, de la syncope, ou d'un accès de fièvre; dans l'ennui, la tristesse, etc. etc.

Parlerai-je ici du rire, cet acte déterminé par un
besoin quelquefois si impérieux et si irrésistible

7

besoin que l'on sent et que l'on ne peut définir ?
En quoi consiste la sensation *précordiale* qui le
provoque ? Quel rapport y a-t-il entre cette sensation et les idées qui la font naître ? Ce sont là
autant de problêmes peut-être insolubles. Au reste
cet acte qui , lorsqu'il est exercé modérément,
procure une excitation si salutaire à toute l'économie; cet acte qui est ordinairement l'expression de la joie et le signe du bonheur , appartient
exclusivement à l'homme. On ne l'observe jamais
chez les animaux , tandis que les signes de l'ennui
et de la tristesse, le bâillement et l'effusion des
larmes, se remarquent chez quelques-uns d'entre
eux. La sensation qui détermine le rire , n'est pas
toujours produite par une cause morale. Certaines
affections nerveuses , comme *l'hystérie* , lui
donnent quelquefois naissance. Elle excite alors
un rire insensé autant qu'immodéré, mais toujours
accompagné d'un sentiment de joie et de bonheur.
Je tiens ce fait d'une femme qui était sujette à de
fréquens accès d'hystérie. Le rire est encore ex-
cité par le chatouillement de la peau. Il paraît absolument impossible d'en donner la raison; nous
pouvons seulement observer que la *sensation
précordiale* qui provoque ordinairement le rire ,
est elle même une sorte de chatouillement.

Nous terminerons l'étude des actes sympathiques instinctifs , par l'examen des mouvemens correspondans des membres inférieurs et

des membres supérieurs dans la progression. Cette correspondance est telle, qu'elle imite parfaitement celle que l'on remarque dans la progression quadrupède, que l'on appelle *le pas* (1).. Il est certain que ce mouvement concordant des bras et des jambes ajoute à la facilité de la progression de l'homme ; mais comment cela se fait-il ? En quoi consiste l'utilité de cette synergie ? J'avoue que je n'ai pu le découvrir dans l'étude des rapports que peuvent avoir les muscles des extrémités inférieures , et ceux des extrémités supérieures pour se seconder mutuellement.

§ II. *Sympathie de l'estomac avec les organes qui occupent l'entrée du canal digestif.*

Nous avons vu l'instinct présider aux déterminations de l'animal , relativement au choix des substances qui sont propres à le nourrir ; nous avons vu que les substances propres à nourrir l'animal , sont les seules qui soient susceptibles d'affecter l'odorat et le goût de manière à provoquer l'appétit, tandis que les poisons végétaux

---

(1) Dans ce mode de progression les pieds se posent à terre à des intervalles de tems égaux, et dans l'ordre qui suit : le pied droit de devant , le gauche de derrière, le gauche de devant , le droit de derrière ; de manière que trois pieds sont toujours appuyés ensemble sur le sol.

sont tous ou nauséabonds, ou désagréables au goût. Cet instinct, qui ne trompe jamais les animaux, indique déjà l'existence d'une sympathie entre les organes de l'odorat et du goût et l'estomac. Cette sympathie est rendue encore plus sensible par le vomissement qui est produit quelquefois par les sensations désagréables qu'éprouvent ces sens. Il existe une correspondance si intime entre ces organes d'examen et l'estomac, que ce viscère est affecté par l'action de certaines substances du dehors, sur ces organes, de la même manière qu'il le serait si ces substances étaient introduites dans sa cavité. Si l'homme, dont la raison contrarie si souvent l'instinct, s'obstine quelquefois à introduire dans son estomac des substances que ces sens réprouvent, souvent ce viscère se contracte pour rejeter la substance qui lui est nuisible, comme elle était désagréable aux sens explorateurs qui occupent l'entrée du canal digestif.

Mais il ne suffit pas, pour qu'une substance soit propre à être introduite dans l'estomac, qu'elle possède les qualités intimes dont l'odorat et le goût prennent connaissance ; il faut qu'elle soit ou fluide, ou réduite à l'état d'une pâte liquide, qualités indispensables pour la digestion humaine. Si l'homme veut introduire dans son estomac des corps qui ne possèdent pas l'une de ces qualités, il trouve des obstacles presque insurmontables. Le pharynx et l'estomac se contractent spasmo-

diquement pour rejeter cette substance, ou s'opposer à son introduction. La luette paraît être
l'organe d'examen destiné par la nature à
éprouver si les substances alimentaires possèdent
le degré de mollesse ou de fluidité convenables;
aussi est-elle placée immédiatement après les organes destinés à broyer et à humecter les alimens;
et de tous les genres d'excitation qu'elle est susceptible d'éprouver, celui qu'elle reçoit de la part
des corps secs ou durs, a seul le pouvoir de déterminer le vomissement : les excitans chimiques les
plus énergiques, appliqués sur elle, ne produisent
point cet effet, pourvu qu'ils soient fluides. On a
cherché à expliquer cette sympathie par la considération de la continuité de la membrane muqueuse qui s'étend de la partie affectée à l'organe
sympathisant; mais cette opinion a cessé d'être
admissible, depuis que Bichat a prouvé, par
l'expérience, que l'œsophage étant coupé, l'estomac ne discontinue pas de se contracter à l'occasion de l'excitation de la luette. Cette sympathie
est évidemment du même genre que celle qui
établit la correspondance des organes du goût et
de l'odorat avec l'estomac. Ce viscère se contracte à l'occasion du contact d'un corps dur ou sec
sur la luette, comme il le fait à l'occasion de l'action de substances nauséabondes sur les organes
de l'odorat et du goût. Dans ces trois circonstances, les sensations qui déterminent le mouve-

ment sympathique sont également perçues ; nous ne chercherons point à expliquer le secret de cette liaison sympathique , qui paraît exiger la médiation du cerveau , le but que nous nous proposons n'étant point *d'expliquer* les phéno- mènes de la nature vivante , mais de les *coor- donner*. Nous nous contenterons d'observer que , si la vue d'un objet dégoûtant produit quelque- fois le vomissement , ce n'est qu'autant que la vue de cet objet entraîne l'idée d'une odeur ou d'une saveur nauséabonde. Ainsi le vomissement n'est point produit par la vue d'une plaie récente , comme il peut l'être par la vue d'un ulcère; et tel objet dégoûtant , dont la vue ne provoque pas la nausée, l'occasionne quand on voit un homme ou un animal en faire sa nourriture.

§ III. *Sympathie des organes génitaux et du larynx.*

La sympathie des organes génitaux et du larynx est une des plus surprenantes de celles que nous présente l'organisation humaine. Deux parties fort éloignées l'une de l'autre , et qui n'ont entre elles aucun lien organique autre que celui qui réunit en un seul corps toutes les parties qui forment l'animal , et qui n'offrent aucune simili- tude d'organisation , aucun rapport d'action , ont cependant entre elles une correspondance très- intime.

Lorsque l'homme arrive à l'époque de la pu-
berté ; lorsque ses organes génitaux acquièrent
leur dernier développement, et deviennent propres
à remplir les fonctions qui leur sont départies ,
la voix faible et aigue de l'enfance disparaît, et
fait place à une voix plus grave et plus forte. Mais
si avant cette époque on pratique la castration ,
la voix conserve pour toujours les qualités qu'elle
avait dans l'enfance; nul changement ne s'y opère.
Ce n'est pas seulement sur le larynx que les
testicules exercent leur influence sympathique ,
elle s'étend aussi sur toutes les parties environ-
nantes. Ainsi le menton de l'eunuque ne se
couvre point de barbe , cet attribut particulier de
l'homme , et le signe de la virilité. On a souvent
remarqué que les femmes qui viennent de se livrer
avec ardeur aux plaisirs de l'amour, ont le col
tuméfié. On sait également que celles qui sont
très-adonnées à ces plaisirs, acquièrent une voix
forte et souvent rauque. Tous ces phénomènes
nous prouvent la puissante influence des organes
génitaux sur le larynx et sur les parties environ-
nantes. Cependant il est à remarquer que, dans
l'homme, ce sont les testicules seuls qui sont l'o-
rigine de cette influence sympathique; encore ne
l'exercent-ils qu'en leur qualité d'organes de
génération. Ils peuvent être affectés de diverses
maladies sans que le larynx éprouve, de leur part,
aucune affection sympathique. La même remarque

peut être faite pour les organes génitaux de la femme. Enfin, il est bon d'observer que cette influence sympathique part toujours des organes génitaux pour se porter aux organes vocaux ; jamais elle ne s'exerce en sens inverse.

La cause immédiate de cette sympathie échappe à toutes nos recherches ; il ne nous est permis d'émettre, à ce sujet, que quelques considérations finales.

Il existe, dans l'organisation animale, certains rapports dont nous n'apercevons que les causes finales. La philosophie a banni de la science la considération de ces dernières, ou lorsqu'elle y a recours, ce n'est que pour désigner l'existence des causes inconnues, auxquelles sont dûs les rapports mystérieux qui existent entre certains phénomènes et la *fin* à laquelle ils coopèrent. Ainsi il existe dans tous les animaux de même espèce et de sexe différent, des moyens de reconnaissance par lesquels ils peuvent s'instruire mutuellement, et de loin, des desirs qu'ils éprouvent à l'époque de leurs amours. Le développement de ces moyens est généralement lié au développement de la faculté génératrice, et la distinction des sexes entraîne la différence des signes de ralliement. La voix est, dans les mammifères, un des principaux moyens institués par la nature pour procurer le rapprochement des sexes ; elle n'a guère que cet usage chez la plupart des ani-

maux ; et quoique l'homme ait su en faire un
emploi bien différent, il n'en est pas moins vrai
que sa destination principale et primitive est la
même. Chez lui, comme chez les autres animaux,
le développement de la faculté génératrice accompagne constamment celui des moyens propres à
faire correspondre entre eux les individus de sexe
différent. Quand le développement de la faculté
génératrice n'a point lieu, par la soustraction des
organes génitaux, le développement des *moyens
vocaux* n'a point lieu non plus. On sait que les
chapons n'ont point la voix des coqs, etc.

Cette considération finale est peu satisfaisante,
sans doute ; mais dans cette circonstance, il ne
nous est pas permis d'apercevoir autre chose.

§ IV. *Sensations sympathiques.*

Il arrive souvent que nous éprouvons des sensations dans des parties sur lesquelles aucune cause
de sensation n'agit actuellement, mais à l'occasion
de l'action de quelqu'une de ces causes sur une
partie plus ou moins éloignée. Ce phénomène sympathique peut être, dans diverses circonstances,
d'une nature fort différente. Tantôt la sensation
sympathique n'est, comme l'a dit Bichat, qu'une
erreur de perception; tantôt elle dépend d'une modification quelconque survenue dans la partie même
à laquelle la sensation est rapportée.

Les causes extérieures qui nous procurent des sensations, agissent ordinairement sur les ramifications nerveuses qui s'épanouissent sur notre surface, et les modifications qu'elles y occasionnent sont transmises par le moyen des troncs nerveux jusqu'au cerveau. Ce viscère s'habitue ainsi à rapporter aux extrémités des nerfs toutes les sensations qui lui sont apportées, même celles dont les causes inaccoutumées n'existent quelquefois que dans les troncs nerveux. C'est pour cela qu'après l'amputation d'un membre, le malade se plaint souvent de la douleur qu'il dit éprouver dans l'extrémité qu'il n'a plus : ce phénomène ne provient évidemment que de ce qu'il rapporte la douleur ressentie à l'endroit où les nerfs sont coupés, aux extrémités qu'avaient auparavant ces mêmes nerfs. C'est une erreur de perception, qui a lieu de la même manière toutes les fois qu'un tronc nerveux est blessé ou comprimé. Nous devons naturellement rapporter alors la douleur à toute la partie du nerf qui est située au-delà de la blessure. Ainsi, lorsque le nerf cutané est piqué dans la saignée, on ressent une douleur qui se propage le long de l'avant-bras jusqu'aux doigts, où ses ramifications viennent aboutir : on éprouve un effet semblable lorsqu'on froisse le nerf cubital à son passage sur l'articulation du coude. Le même engourdissement douloureux s'observe dans tout le bras lorsqu'une tumeur axillaire, telle qu'un anévrisme, comprime

les troncs nerveux qui sont dans son voisinage.
La douleur est rapportée à tout le bras, quoique
sa cause matérielle n'existe que dans le plexus
brachial. Dans ces différens exemples, auxquels
il serait possible d'en ajouter d'autres, il est évident qu'il y a erreur dans le jugement que nous
portons sur le siége de la douleur; mais il n'est
pas également démontré qu'il en soit de même
dans quelques autres circonstances. Lorsque, par
exemple, la présence des vers dans les intestins occasionne une sensation de démangeaison au bout
du nez; lorsque la présence d'un calcul dans la
vessie occasionne un prurit à l'extrémité du gland,
on ne peut point admettre comme une chose démontrée, que ces sensations sympathiques ne
soient dues qu'à des aberrations du principe sentant, qui rapporte à certaines parties extérieures
les sensations dont la cause matérielle existe sur
des surfaces internes. Sans doute la chose peut
être ainsi; cela même est probable, mais n'est pas
démontré.

Le même doute peut être émis à l'occasion de
deux autres sensations sympathiques. Il arrive quelquefois que l'action d'une vive lumière sur la rétine
occasionne, dans les fosses nasales, une sensation
de *picotement* semblable à celle que produirait
dans cette partie le contact d'un corps excitant;
et cette sensation ou réelle, ou erreur de perception, a le pouvoir de déterminer l'éternue-

ment. De même la sensation rapportée aux bronches, et qui provoque la toux, est quelquefois occasionnée par une irritation fixée sur la tunique
muqueuse de l'estomac : telle est la sensation qui,
dans la coqueluche, provoque la toux, qui n'est
nullement propre à remédier à l'affection qui la détermine, et qui cesse quand l'estomac s'est dé-
barrassé, par le vomissement, des matières qui
l'irritaient.

Il est d'autres circonstances dans lesquelles on
observe des sensations produites sans causes ex-
ternes propres à les déterminer, et qui ne doivent
cependant point être regardées comme des erreurs de perception, ou du moins comme des erreurs sur le lieu de la sensation. Telles sont les
sensations de chaleur et de froid sympathiques,
que l'on observe tantôt à la surface générale du
corps, tantôt dans quelques endroits de cette surface. Prenons pour exemple la sensation générale de froid qui se manifeste lors de l'invasion
d'un accès de fièvre ; en vain alors cherche-t-on
à se réchauffer par l'application externe de la
chaleur, la sensation de froid subsiste toujours,
et ne cesse que lorsque, par l'effet d'une réaction
intérieure, le spasme de la peau a été dissipé. La
surface du corps n'est point alors plus froide que
dans l'état naturel ; mais la modification qui est
ordinairement produite par le froid, dérive ici,
par un effet sympathique, d'une cause interne

quelconque ; dans l'un comme dans l'autre cas, il y a spasme des capillaires cutanés , et la sensation est la même. L'organe auquel la sensation est rapportée, est donc véritablement le siége des modifications nerveuses qui l'occasionnent ; il n'y a point erreur sur *le lieu* de la sensation , mais bien erreur sur *la cause* de la sensation. La même erreur est produite par une cause analogue , dans beaucoup de circonstances ; telle est la chaleur que les phthisiques ressentent à la paume des mains ; tel est le bruissement, le bourdonnement des oreilles ; telle est encore la sensation de lumière produite , même dans l'obscurité, par un coup sur l'œil. Dans ce dernier cas , il y a , il est vrai , cause extérieure ; mais cette cause n'est point celle qui , dans l'état naturel, procure la sensation de lumière.

§ V. *Sympathies des organes qui concourent à l'accomplissement d'une même fonction.*

La nature, en affectant certains organes à l'exécution des actions simultanées, ou successives, qui constituent nos diverses fonctions , a établi entre ces organes des rapports sympathiques, en vertu desquels ils sont déterminés à agir pour concourir à l'accomplissement de la fonction qui leur est assignée. Cette union sympathique se remarque dans toutes les fonctions dont l'accomplissement exige le concours de plusieurs organes ; et ici, comme dans beaucoup d'autres circonstances, nous n'apercevons que la nécessité de cette union sympathique et la cause de sa spécialité, sans en pouvoir pénétrer la cause immédiate. C'est ainsi que toutes les parties du système digestif, des systêmes nerveux, sanguin et lymphatique, sont unies entre elles par des liens sympathiques plus ou moins étroits. C'est ainsi qu'il existe entre la matrice et les mamelles, une correspondance d'action de laquelle il résulte que, lorsque la première contient le produit de la conception, les secondes s'apprêtent à sécréter le fluide qui doit le nourrir. Cette dernière sympathie tient, comme celles que nous avons citées les premières, à l'enchaînement naturel des fonctions ; elle ne nous paraît plus surprenante, que parce que nous n'apercevons point de liens organiques directs qui unissent la partie affectée à la partie sympathisante. Malgré cela, la correspondance de ces deux parties est extrêmement intime : on la remarque dans l'état morbifique comme dans l'état naturel. On sait que les seins se gonflent dans le tems de la menstruation ; ils cessent de sécréter le lait quand la matrice cesse d'être propre à remplir ses fonctions ; c'est à cette époque que bien souvent les affections cancéreuses se développent, etc.

Si nous ignorons pourquoi les mamelles sont déterminées à entrer en action par l'influence sympathique de la matrice, nous ne savons pas davantage pourquoi ces glandes, ainsi que toutes les autres, sont déterminées à sécréter les fluides qui leur sont propres, par l'excitation des orifices de leurs conduits excréteurs. On a dit que l'influence sympathique était transmise, dans ce cas, le long des ramifications du canal excréteur, jusqu'à la glande ; mais des observations directes prouvent que cela n'est point ainsi. J'ai observé plusieurs fois que, le conduit parotidien étant coupé, la glande de laquelle il tire son origine ne laissait pas d'entrer en action aussitôt qu'un corps sapide était introduit dans la bouche : on observerait probablement le même phénomène pour les autres glandes, s'il était possible de les isoler des surfaces avec lesquelles elles sympathisent, en coupant leurs conduits excréteurs. La cause immédiate de cette sympathie spéciale ne nous est donc point connue ; nous voyons seulement qu'elle est nécessairement liée à l'exercice de la fonction.

Peut-être l'action des glandes salivaires est-elle déterminée sympathiquement de la même manière par les sensations de l'odorat. L'odeur d'une substance qui provoque l'appétit, fait venir l'eau à la bouche, comme on le dit vulgairement ; cependant il serait possible que, dans ce dernier cas, les salivaires fussent influencées sympathiquement par l'état de l'estomac, comme il est

évident que cela a lieu dans la nausée et le vomissement, qui peuvent reconnaître pour cause
l'impression d'une odeur désagréable.

Les organes similaires pairs, dont les fonctions
sont semblables, sont également remarquables
par leur correspondance sympathique. C'est ainsi
que les maladies d'un œil, telles que l'ophtalmie,
la goutte sereine, etc., se transmettent souvent de
l'œil malade à celui qui était resté sain. On sait
que les deux iris se meuvent toujours simultanément, même lorsque la lumière n'agit que sur
un œil, même lorsque l'un des yeux est affecté de
de goutte sereine, fait qui concourt, avec beaucoup d'autres, pour faire soupçonner que la sympathie de la rétine avec l'iris a le cerveau pour
intermédiaire (1). La sympathie qui existe entre

_____

(1) Les mouvemens de l'iris paraissent tenir à la perception de la sensation de lumière, et non à l'action de la lumière sur la rétine ; car elle est immobile dans la goutte sé-
reine, qui ne reconnaît d'autre cause que certaines affections
organiques du cerveau. J'ai eu lieu d'observer sur deux enfans, une amaurôse qui était occasionnée par une affection
tuberculeuse des couches optiques, produite par le vice
scrophuleux. Une autre fois j'ai observé une semblable affection dans les corps striés, et il n'y avait point de cécité.
Cette observation, pour le dire en passant, semblerait prou-
ver que les couches optiques sont, comme quelques physiologistes l'ont soupçonné, les parties du cerveau où se fait
la perception de la sensation de lumière.

les

les organes pairs, dont les fonctions sont semblables, se remarque encore entre les deux reins. Souvent on a remarqué une suppression complète de la sécrétion des urines, à l'occasion de l'inflammation de l'un des reins; dans d'autres circonstances, la sécrétion étant suspendue dans l'une de ces glandes, l'autre augmente sympathiquement son action, et sécréte une plus grande quantité d'urine. Au reste, cette sympathie, relative à l'expulsion de la quantité surabondante de la partie fluide du corps animal, se remarque entre tous les organes propres à opérer cette expulsion. Ainsi elle s'observe entre les reins et le peau, entre celle-ci et les surfaces muqueuses des bronches et du canal digestif. Je n'examinerai point ici si ces deux dernières surfaces versent des fluides *exhalés*, ou seulement des fluides muqueux *sécrétés* : je m'en tiens au seul fait démontré ; elles versent, hors de l'économie des fluides surabondans. Les diverses manières dont ces parties correspondent entre elles, les directions spéciales qu'affectent les mouvemens sympathiques qui établissent leur correspondance, sont extrêmement intéressantes à observer pour le physiologiste comme pour le médecin.

La température est la plus puissante des causes dont l'influence augmente ou diminue la transpiration cutanée. Le froid en diminue l'abondance, qui est augmentée, au contraire, par la chaleur.

7.

Dans ces deux circonstances, on remarque toujours que la quantité des urines est en raison
inverse de la quantité de la transpiration cutanée. On urine beaucoup plus dans les tems
froids, que pendant la chaleur. Le canal intestinal lui-même verse moins de fluides muqueux quand la transpiration cutanée est abondante. Souvent alors il y a constipation. L'application du froid à l'extérieur, augmente l'afflux des
liquides aux surfaces muqueuses internes, et
spécialement à la surface muqueuse bronchique.
Cette correspondance sympathique est la source
du développement de ces affections catarrhales et
inflammatoires qui attaquent si fréquemment les
surfaces muqueuses, et surtout celle des bronches,
à l'occasion de la suppression de la sueur. Il est à
remarquer que la pituitaire participe très-souvent
à ces affections catarrhales sympathiques, soit
qu'elle les éprouve seule, soit que la muqueuse
des bronches soit affectée simultanément. Cela
proviendrait-il de ce que ces deux membranes
tapissant exclusivement les voies aériennes, et
étant par conséquent affectées constamment de
la même manière par les qualités diverses de
l'air ou des substances dont il est le véhicule,
auraient contracté, par cela même, une habitude
de similitude d'affections ?

La transpiration cutanée est encore diminuée
par l'afflux des fluides vers le canal intestinal ;

ainsi, suivant l'observation de Sanctorius, lorsque
par l'effet excitant que produisent les alimens
sur l'estomac, les fluides sont déterminés à se
porter vers ce viscère, dans l'intérieur duquel les
sucs digestifs sont versés en abondance, la quantité de la transpiration éprouve une diminution
sensible.

Dans les diverses circonstances que nous venons
de citer, l'organe cutané et les membranes muqueuses sont affectés sympathiquemcut d'une
manière différente; ils sont affectés sympathiquement de la même manière par l'introduction
des substances chaudes ou froides dans l'estomac;
les boissons chaudes augmentent l'abondance de
la transpiration cutanée, laquelle est diminuée,
au contraire, par l'introduction des substances
froides.

§. VI. *Sympathies par proximtié d'organes.*

La proximité est pour les organes une
cause de *spécialité* de correspondance. Aussi
Hunter et plusieurs autres physiologistes ont-ils
fait un genre à part des sympathies qui dépendent
évidemment du voisinage des organes sympathi-
sans. Cette influence sympathique est d'autant
plus énergique, que la partie affectée est plus
voisine de la partie sympathisante; et dans toutes
les circonstances, les affections de ces deux par-

ties sont toujours de la même nature. Ainsi l'application externe de certaines causes de contraction, telles que le froid, les acides, le frottement,
etc., dans le voisinage de la matrice ou de la vessie, occasionne sympathiquement la contraction
de ces organes. C'est par la même raison que les
substances froides, acides ou astringentes, arrêtent les hémorragies utérines, quand on les introduit dans l'estomac, ou quand on les applique
sur l'hypogastre. L'action styptique de ces substances se propage, en raison de la proximité, jusqu'à l'organe que l'on a intérêt d'influencer. On
sait que les mêmes moyens sont mis en usage pour
arrêter les hémorragies nasales, et certaines hémorragies du poumon. La propagation de l'inflammation pourrait être considérée aussi comme
un effet sympathique produit par la proximité.

SECTION II.

Des Sympathies générales.

Les sympathies générales appartiennent presque
toutes à la pathologie. Les sympathies que dé-
couvrent à notre observation les diverses maladies
dont l'homme est affligé; cette série de phénomènes désignés sous le nom de *symptômes*, qui,
liés à la maladie qui les occasionne, en sont cependant parfaitement distincts, méritent une étude

longue et approfondie : ce serait empiéter sur le domaine de la nosologie, que de prétendre les étudier ici en détail. Nous nous bornerons donc à jeter un coup d'œil sur l'ensemble de ces phénomènes.

Lorsqu'un organe est le siége d'une affection morbide, les autres organes de l'économie participent plus ou moins à son affection. Les sympathies que l'on observe alors sont, ou *spéciales* sans être *constantes*, ou *constantes* sans être *spéciales*; quelquefois elles ne réunissent aucune de ces qualités. Elles sont *speciales* sans être *constantes*, quand l'influence sympathique qui, dans une circonstance, s'est dirigée vers un organe déterminé, affecte, dans une autre circonstance, une direction différente, quoique son origine n'ait point varié ; ou bien, quand, l'origine étant différente, l'effet sympathique est toujours le même ; d'autres fois l'influence sympathique aura une direction constante, mais elle aboutira simultanément à plusieurs organes; elle ne sera point *spéciale*. Dans les sympathies *spéciales* et *constantes*, il y a *unité de correspondance* ; dans les sympathies *générales* il y a, au contraire, *multiplicité de correspondance*.

Tous les organes ne sont point également sympathiques, ou ne le sont point de la même manière. Tel organe qui, considéré seulement comme aboutissant des influences sympathiques,

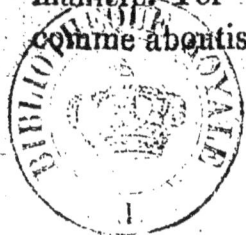

a des correspondances très-multipliées, n'en a
qu'un petit nombre quand on le considère seulement comme origine de ces influences. Tel
autre organe, au contraire, dont les affections
primitives produisent des effets sympathiques
très-nombreux, n'est l'aboutissant que d'un nombre
bien moins grand d'influences sympathiques. Il
serait donc possible de classer les organes d'après
le nombre des influences sympathiques qu'ils sont
susceptibles de recevoir, et d'après celui de ces
mêmes influences dont ils peuvent être l'origine.
Or, l'observation nous apprend que ces deux
échelles sympathiques ne sont point semblables.
Bornons-nous ici à observer les organes dont l'action est indispensable à la conservation de la vie,
puisque ce sont ceux dont les sympathies sont
les plus nombreuses et les plus intéressantes :
leur étude comparative, sous ce point de vue,
nous fournira quelques considérations qui ne seront pas dépourvues d'intérêt.

La conservation de la vie tient à l'action non
discontinuée de trois organes principaux ; le cœur,
le cerveau et le poumon. C'est sur ce *trépied vital* que repose en entier l'édifice organique.
Après ces organes d'importance première, s'en
présentent d'autres non moins indispensables,
mais dont l'action n'est point liée d'une manière
aussi directe à la conservation du mouvement
vital. Ces organes sont l'estomac, et les glandes

abdominales, parmi lesquelles nous considérerons spécialement le foie et les reins. Voyons d'abord quels sont, parmi ces organes, ceux qui sont susceptibles de recevoir le plus grand nombre d'influences sympathiques.

Le cœur est, de tous les organes, celui qui est l'aboutissant des influences sympathiques les plus nombreuses. Existe-t-il une lésion dans l'une des parties qui composent la machine animale ? à l'instant le cœur modifie sympathiquement son action : aussi cet organe est-il consulté, par le moyen du pouls, comme l'indicateur fidèle des divers degrés de la maladie, dont même il dévoile souvent la nature au médecin qui s'est appliqué à connaître les nombreuses modifications dont il est susceptible. Les mouvemens du cœur sont influencés par toutes nos sensations, quand elles sont un peu vives : à quel point ne ressent-il pas l'influence sympathique des passions ! Tout nous porte donc à assigner au cœur le premier rang parmi les aboutissans sympathiques ; le second appartient incontestablement à l'estomac. Il n'est, en effet, presqu'aucune maladie qui n'occasionne sympathiquement plus ou moins de trouble dans les fonctions digestives ; de même que le cœur, l'estomac est toujours influencé par les sensations vives et par les passions : des causes sans nombre peuvent arrêter sympathiquement la digestion, ou en augmenter l'activité. Dans combien de circonstances le vomissement n'est-il pas un phénomène purement sympathique ! C'est ainsi qu'il est occasionné par une douleur violente, physique ou morale , par une odeur nauséabonde , par l'inflammation de l'un des organes contenus dans l'abdomen , par la réplétion de la matrice , etc. , etc.

Le cerveau ne se présente qu'après l'estomac dans l'ordre de la multiplicité des influences sympathiques qu'il est susceptible de recevoir. En effet, dans un nombre très-considérable de maladies, l'action du cerveau n'éprouve aucun trouble ; le délire sympathique n'a lieu que dans certaines maladies aiguës ; le plus souvent cette anomalie de l'action du cerveau dépend d'une affection idiopathique de ce viscère. Il en est de même de la manie , qui , causée presque toujours par une altération primitive des fonctions du cerveau, cependant reconnaît quelquefois pour cause l'influence sympathique des viscères abdominaux. Les phénomènes de l'hypocondrie, de la nymphomanie , etc., en sont des exemples frappans. Ils ont appris aux médecins que c'est souvent dans les viscères de l'abdomen qu'existent les causes de la manie, et que ce n'est alors qu'en agissant directement sur ces viscères, que l'on peut espérer de guérir cette maladie affligeante. C'est surtout de l'estomac que le cerveau reçoit des influences sympathiques très-nombreuses : sans parler ici de l'excitation cérébrale et de l'ivresse , produites par les subs-

tances alcoholiques, n'est-il pas certain que la cé-
phalalgie, l'apoplexie même, ne sont souvent
que des maladies sympathiques, produites par
une affection primitive de l'estomac ?

Après le cerveau, les organes sécréteurs que
renferme l'abdomen se présentent ici à notre
examen. L'action du foie, comme celle des reins,
est influencée sympathiquement dans un très-
grand nombre de circonstances. On connaît les
variations nombreuses que les maladies apportent
dans la quantité, comme dans les qualités physiques et chimiques de l'urine; la sécrétion de la
bile est également augmentée sympathiquement
dans beaucoup de maladies, peut-être même ce
fluide acquiert-il, dans certains cas, des qualités
qui lui sont étrangères dans l'état de santé. Le
foie n'est point non plus étranger à l'influence des
passions; l'ictère est souvent produit par les cha-
grins longs ou profonds; la répression d'un accès
de colère peut occasionner la même maladie; et
l'abandon sans réserve à cette passion violente
produit quelquefois le *cholera - morbus*. Nous
ignorons si le pancréas participe aux affections
sympathiques du foie, puisque le fluide que sécrète
cette glande nous est à peine connu.

Le dernier organe qui nous reste à étudier, le
poumon est remarquable par le peu d'influences
sympathiques dont il est l'aboutissant. Souvent un
trouble presque général existe dans l'économie

ânimale, et le poumon reste paisible au milieu de ce
désordre universel; si quelquefois il est troublé dans
ses fonctions, cela ne provient que du trouble apporté
dans les fonctions du cerveau, qui préside au mouvement des muscles qui meuvent le thorax, ou de
l'action trop augmentée du cœur, qui pousse vers
le poumon une quantité de sang plus grande qu'à
l'ordinaire. La sympathie que nous avons remarquée plus haut entre la peau et la membrane muqueuse des bronches, n'est point, à proprement
parler, une sympathie du poumon; cependant on
ne peut refuser ce nom à certaines affections inflammatoires de cet organe, ainsi que nous le verrons plus bas. Le petit nombre d'influences sympathiques que le poumon est susceptible de recevoir, le place donc au dernier rang dans cette
première échelle sympathique. Passons à l'examen
de la seconde, de celle dans laquelle les organes
seront disposés d'après le nombre des influences
sympathiques qu'ils peuvent communiquer.

Ici le cerveau se présente en première ligne.
En effet, quelle innombrable série d'effets sympathiques ne produisent pas les affections morbides
de ce viscère! Presque tous les organes de l'économie sont alors ou directement, ou sympathiquement affectés. Les muscles volontaires sont
directement frappés de paralysie, ou affectés de
convulsions; les organes musculaires involontaires
sont affectés sympathiquement de la même ma-

nière : ainsi la force et la vîtesse des contractions
du cœur sont tantôt augmentées, tantôt diminuées
considérablement dans les fièvres ataxiques ; dans
l'apoplexie, dans la fièvre cérébrale, ou hydrocé-
phalique des enfans, le canal digestif est frappé
d'une telle atonie, que les purgatifs les plus énergiques, et donnés aux doses les plus fortes, ne
produisent souvent aucun effet. Dans certaines
plaies de tête, c'est le foie qui est spécialement
affecté par la sympathie ; des abcès se développent dans sa substance, ou bien il sécrète la bile
en abondance, ce qui produit ces vomissemens
porracés, que j'ai également observés dans l'inflammation de l'arachnoïde. Ces phénomènes sympathiques, auxquels il serait possible d'en ajouter
beaucoup d'autres, nous prouvent que le cerveau
est le *foyer sympathique* le plus actif de l'économie. Après lui se présente l'estomac : il n'est
presqu'aucune maladie qui ne puisse être sympathiquement produite par une affection primitive
de ce viscère ; plusieurs maladies inflammatoires
locales, telles que la péripneumonie, l'érysipèle,
etc. ; des maladies nerveuses, telles que l'épilepsie, l'amaurôse, l'hémérapolie, l'apoplexie, etc.,
etc., ne sont souvent que des maladies sympathiques, qui proviennent de l'affection primitive
de l'estomac ; de sorte que le plus sûr moyen de
les combattre, est l'emploi des remèdes qui agissent directement sur le système digestif.

Tout nous porte à considérer les organes qui nous restent à étudier, comme des *foyers sympathiques* peu actifs. Les sympathies dont le poumon est l'origine, sont peu nombreuses; cependant ou peut remarquer parmi elles, les sueurs générales ou locales qu'éprouvent les phthisiques.; l'abord plus considérable du sang dans les capillaires cutanés de la face, d'où résulte la rougeur des pommettes; la chaleur de la paume des mains, etc. symptômes ordinaires de la phthisie. Pour ce qui est du cœur, cet organe, qui est l'aboutissant d'un si grand nombre d'influences sympathiques, paraît presqu'entièrement privé du pouvoir d'en communiquer. En effet, les maladies organiques du cœur ne développent dans l'économie presqu'aucun phénomène sympathique ; l'irrégularité du pouls, la gêne de la respiration, et les autres symptômes qui se remarquent alors, sont des effets directs de la maladie, et non des effets sympathiques; les glandes de l'abdomen paraissent donc devoir être placées avant le cœur dans l'échelle sympathique dont il est ici question. L'influence sympathique du foie sur le cerveau est manifeste dans l'hypocondrie : les maladies de cette glande peuvent aussi affecter sympathiquement l'estomac et le canal intestinal ; cependant il est bon d'observer, avec Bichat, qu'il peut se développer alors des phénomènes sympathiques en apparence , mais qui ne méritent pas ce nom. Ainsi, le foie directe-

ment ou sympathiquement affecté, peut sécréter
une grande quantité de bile, dont l'afflux dans l'estomac, ou dans les intestins, provoquera le vomissement, ou l'aberration du mouvement péristaltique
du canal intestinal, comme cela s'observe dans le
cholera-morbus. Enfin, pour terminer ce tableau,
on remarque l'influence sympathique des reins
dans les vomissemens, dans la rétraction des testicules, etc., qui ont lieu dans la néphrite.

Il est facile de voir, d'après cet exposé, que
l'ordre dans lequel sont distribués les organes,
relativement au nombre des influences sympathiques qu'ils éprouvent, n'est point le même que
celui qui leur est assigné par le nombre de ces influences qu'ils sont susceptibles de communiquer.
On remarquera également que, dans l'une ni
dans l'autre de ces *échelles sympathiques*, les
organes ne sont rangés d'après l'importance de leurs
fonctions. Un coup d'œil sur le tableau suivant
suffira pour en convaincre.

Aboutissans sympathiques.	*Foyers sympathiques.*
Le cœur.	Le cerveau.
L'estomac.	L'estomac.
Le cerveau.	Le poumon.
Les glandes abdominales.	Les glandes abdominales.
Le poumon.	Le cœur.

Dans la première échelle, le cœur occupe le premier rang ; il est placé au dernier dans la seconde ; le cerveau, qui dans celle-ci occupe la première place, n'obtient dans celle-là que la troisième ; dans l'une comme dans l'autre, l'estomac se trouve placé en seconde ligne : le poumon, qui dans la première est rejeté à la dernière place, occupe le troisième rang dans la seconde ; enfin, les glandes abdominales sont, dans ces deux échelles, placées à la même hauteur.

Telle est la manière dont nos principaux organes correspondent entre eux ; telles sont les lois auxquelles sont assujéties leurs influences sympathiques réciproques. Les *synergies* que l'on observe dans les maladies, ne sont que des conséquences de ces lois; plus l'organe affecté occupe un rang élevé dans l'échelle des *foyers sympathiques*, plus les actions *synergiques* sont multipliées dans l'économie, plus il y a d'organes qui semblent travailler de concert, et chacun à leur manière, à la destruction de la cause morbifique. Ainsi, la fièvre symptomatique, qui a lieu dans toutes les inflammations locales un peu graves, et qui se compose, dans tous les cas, des mêmes phénomènes généraux, se complique de plusieurs autres phénomènes sympathiques, suivant l'organe dans lequel cette affection morbide se développe. Observez comparativement la même affection dans le cerveau et dans le cœur; par exemple, l'inflammation de l'arachnoïde et celle du feuillet séreux du péricarde : dans la première, presque tous les organes de l'économie éprouvent des affections directes ou sympathiques; abstraction faite du trouble de la circulation, et de la gêne de la respiration, qui sont des effets directs de la seconde, celle-ci ne présente que les phénomènes généraux de la synergie inflammatoire. Le peu d'étendue des influences sympathiques du cœur est encore plus sensible dans les altérations organiques de ce viscère. Tandis que les maladies chroniques du cerveau, de l'estomac, du poumon, etc., produisent dans l'économie une multitude de phénomènes sympathiques ; tandis qu'un grand nombre d'organes témoignent, par le trouble de leurs fonctions, qu'ils ressentent l'affection de l'organe malade ; les maladies chroniques du cœur produisent à peine quelques légers effets sympathiques; presque tous les organes semblent être spectateurs tranquilles de son affection.

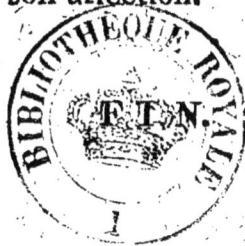

FIN.

BIBLIOTHÈQUE ROYALE